養生保健系列 1

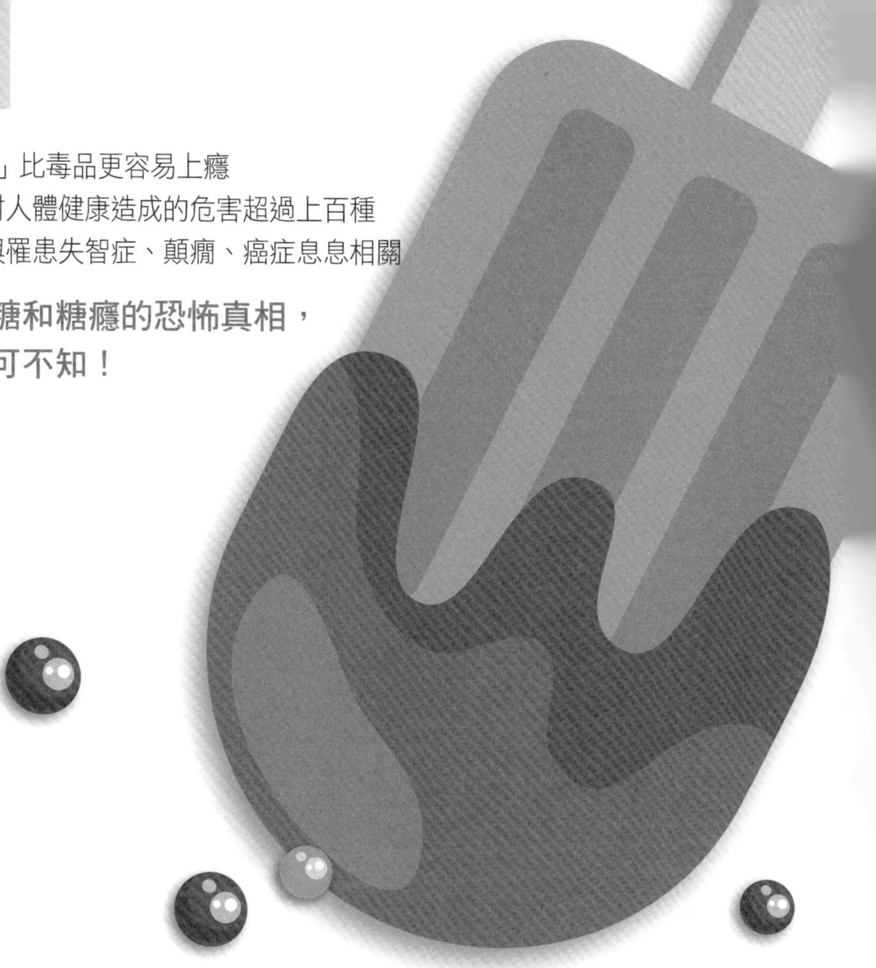

- 「糖」比毒品更容易上癮
- 糖對人體健康造成的危害超過上百種
- 糖與罹患失智症、顛癇、癌症息息相關

關於糖和糖癮的恐怖真相，
你不可不知！

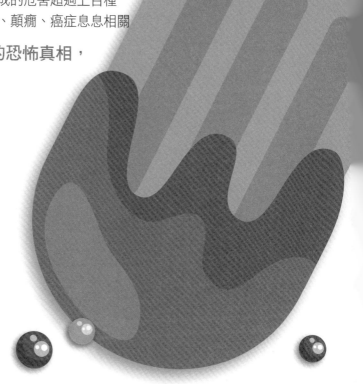

糖的恐怖真相

SUICIDE BY SUGAR

糖早已被過度美化與誤導定義
你必須知其真相，捍衛健康！

南西・艾波頓博士（Dr. Nancy Appleton）
G・N・賈可伯斯（G. N. Jacobs）合著
鄭淑芬 譯

推薦序

國立台北護理健康大學長期照護研究所
惠璿諮詢中心營養師

二十一世紀的今日，人們的生活水準已屆相當程度的水平，但因家庭結構變遷、婦女投入職場比率增加、少子化以及飲食習慣西化等影響，加速了人們的健康之路亮紅燈！

你是「糖癮」的潛在者嗎？若你是飲料不離手，或是個甜食愛好者，肯定就是！

根據衛生署國民營養調查（二〇〇五—二〇〇八）發現，目前國人攝取飲料的頻率為十年前的兩倍，平均每二天喝一次飲料；衛生署與聯合國世界衛生組織（WHO）均建議，精緻糖類攝取應少於總熱量的百分之十，但光是市售的七百ｃｃ全糖手搖杯飲料，就有七十公克的糖（相當於十四顆方糖），遠遠超過建議攝取量上限。看似無傷大雅的飲食習慣——飲用含糖飲料，其實隱藏著危及生命的致病因素，各種疾病的罹患率也呈逐年上升趨勢。

儘管疾病可能會威脅到我們的生命，但只要養成良好的飲食習慣，遵循「停、看、選擇」之健康營養概念，疾病就自然會遠離我們。當浮現「想吃」的慾望時，請務必停下來，先思考一下自己的飲食動機，自問這是貪吃還是需要吃？再檢視是否符合健康取向，選擇比較不會造成身體負擔的食物。這看似簡易的飲食觀察，若真要貫徹執行，卻不簡單，但我相信，各位一定辦的到，能否成功，全憑自己。

「糖」真的是無形的殺手，在生活中無所不在，但因生活繁忙，大家只知道速食、方便，卻忘記了傳統（古早）、簡易的飲食。書中第七章所提供的「飲食計畫」，可以作為戒除糖癮的開始。雖然食譜中的取材以美國人的飲食習慣為主，但只要將食材改為台灣本土新鮮甜美的蔬菜水果，即可達到同樣的效果。文中所說的奶油、鮮奶油，建議可以用食用油、鮮奶替代，既無損其風味，同時也可提高營養價值；需在煎盤上沾奶油的食譜，建議可以使用不沾鍋材質的煎盤，即可減少油的使用量。

期待此書能喚起大家的健康概念，進而養成良好的飲食習慣。

目次

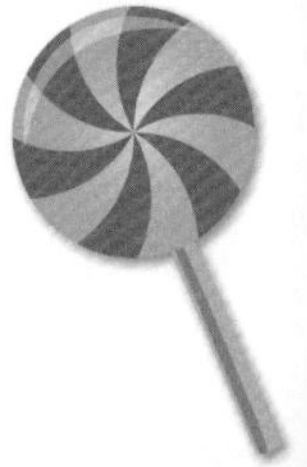

第5章 糖與食品

第6章 跟糖有關的疾病與狀況

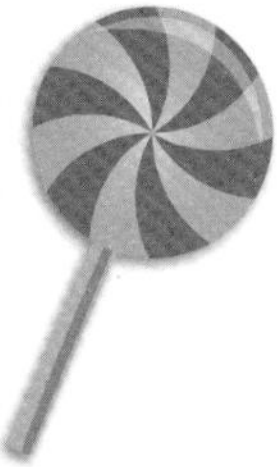

前言

你即將開始一段關於糖的探險，瞭解糖對身體的作用，以及你該如何改變吃糖的習慣。你在這段旅程上學到的資訊，有些會讓你震驚，有些會帶給你啟發，不過最重要的是，當你走到旅程終點，你會知道該怎麼做才能避免讓自己真的被糖「甜死」。

在啟程之前，你應該要知道，現在大家說到「糖」（sugar）或「蔗糖」（sucrose），通常指的是由甜菜、甘蔗和玉米做成的甜味劑。不過製糖業和玉米糖精（corn sweetener）產業並不這麼用。對製糖業來說，來自甜菜和甘蔗的才叫做「糖」，來自玉米的叫做「甜味劑」或「玉米糖精」。我在本書裡則用「糖」代表所有來自甜菜、甘蔗和玉米的物質，只有在〈果糖輪盤：拿健康當賭注〉這一章（見第一三〇頁），我才特別將糖（甜菜或甘蔗）和玉米糖精分開來。

這趟旅程會從我個人的故事開始。我身為糖癮患者，可說是差點被糖甜死了。我會戒掉一陣子，然後又復發，你很可能也會這樣。若果真如此，不要自責，只要瞭解「明天會更好」就好，事實上也真的會越來越好。一定有很多人會在我的故事裡看到自己的影子；這些年來，我已經聽許多人說過類似的故事了。

我早期的研究核心，來自這個說法：吃過多糖的人大部分時間都在生病。我自己正是如此。不知不覺用糖虐待自己的身體多年之後，我終於得到這個結論：糖對免疫系統一定不好。我開始研究一種叫做「體內平衡」的概念，我發現糖會干擾人體內微妙的平衡狀態。此外，我也學到了糖對於免疫系統的影響。

這趟旅程的下一站，我會帶各位進入全新的領域。首先，你會瞭解糖破壞健康的各種方式。接著我會告訴你糖對體內平衡和免疫系統到底有什麼作用。再來你會學到何謂升糖指數、升糖負荷，以及為什麼不該貿然接受口服葡萄糖耐受試驗。你會知道安素和小安素的祕密，也會學到很多你喝的飲料藏著你可能寧願不要知道的驚悚資訊。此外，你還會發現許多產品中含有多少天然糖分，又添加了多少的糖。還有一些已有文獻記載的，關於巧克力的錯誤觀念。

接著，我會解釋糖和各種表親（如蜂蜜、楓糖、糖漿、玉米糖漿、果糖、葡萄糖及其他）可能會導致各種疾病。你會學到糖如何滋養例如癌症、失智症及癲癇等等疾病。書中也會詳盡解釋低血糖症。

瞭解糖如何戕害身體後，你將會知道該如何將糖去除，不讓糖進入身體。我用了一整章來教你利用飲食計畫讓自己恢復並保持健康、提供零食的建議，還有一些可以慰藉甜食癮的食譜等眾多相關資訊。

關於糖的研究，最近幾年才蓬勃發展，而且不只是古怪的營養學家、牙醫師及化學家，有一些醫學博士也很積極投入。這意味著醫學界對糖的看法有了巨大的改變，至少一般開業醫生是如此。雖然美國醫學會並未直接反對糖，但隸屬醫學會底下的一些專科醫療協會都對糖發表了警告聲明。顯然，要醫界正式反對吃糖，只是時間早晚的問題而已。

因此，親愛的讀者，請繼續讀下去，開始你的旅程，挖掘你所不知道的糖的資訊。若把這本書看完，你還沒有決定戒掉嗜糖的習慣，那麼疾病和漫長而緩慢的死亡就可能找上門來——那就是真正甜死你了。

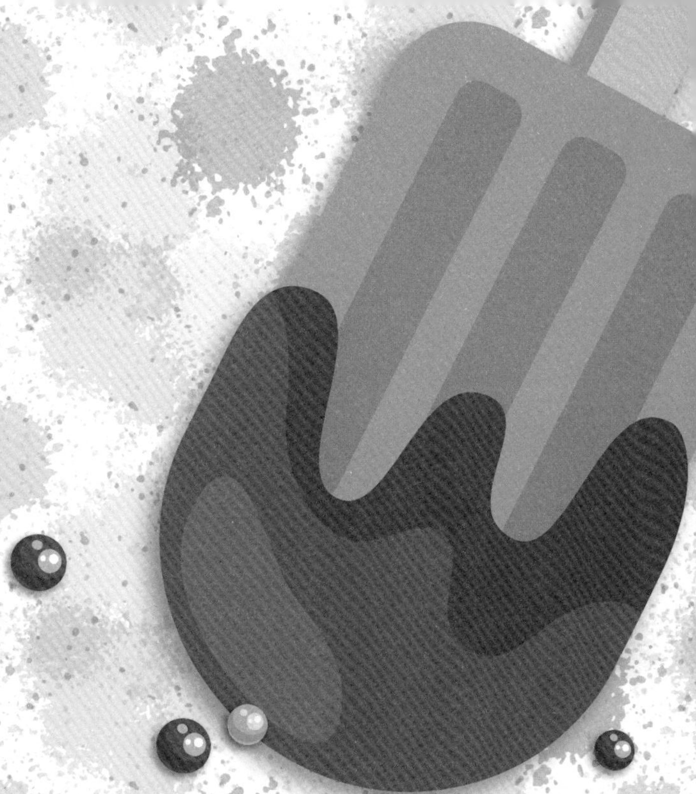

第一章
一位甜食狂的自白

大家好，我是南西・艾波頓，一個復原中的甜食狂。我在一九七〇年代歷經身體虛弱、經常生病之後，決定大幅度刪減飲食中的糖分。因為其他治療方式都沒有用，而且自從聽說很多吃了太多糖的人都老是大小病不斷後，那似乎是個合理的行動。我之所以會進行這種健康實驗，就是因為之前不管做什麼都沒用，直到我開始注意我所攝取的糖分才逐漸好轉。而正當我開始感覺我的身體這輩子從來沒有這麼好過時，卻也同時發現醫療界及營養學界的某些領域，仍在無知與視而不見的象牙塔裡閉門造車。

大量吃糖對健康不好，這種概念並未廣泛獲得認知與接受。但是話說回來，本來就有很多事情是大家以前一無所知的。舉例來說，一直要到九〇年代，抽菸才正式被認為有礙健康，汽車的三點固定式安全帶也大約在同一時間才成為標準配備，而騎機車和腳踏車必須戴安全帽？就別提了吧。我希望吃太多糖這種事，也能很快就成為過去式。

以下紀錄了我身為甜食狂的人生經驗，也解釋我為何決定將糖從飲食中排除。

從小愛吃糖

在我明白自己生病的根源之前，我就已經有癮頭了。如果要給個名稱的話，我就是所謂的「甜食狂」。

我還清楚記得，小時候住家的後門，總會有一輛糕點車轟隆隆經過。我會在拿了甜甜圈、花生棒和咖啡蛋糕後，要老闆記在我家帳上。我會把這些戰利品藏起來，把付帳的事交給我媽去處理。由於那種帳目向來不會寫得很詳細，所以我從來沒被逮到過。這聽起來像上癮的行為嗎？呃，就像有人會在屋子裡藏啤酒一樣，這已經稱得上是「酗酒」了。總之，那些糕點兩天內就會吃光，我也會心急地等著糕點車再開回來。

早在那些年歲裡，我就已大小病痛不斷，讓醫生一刻也不得閒。我十三歲時第一次得到肺炎，從此幾乎每隔幾年就復發一次。膿瘡、潰瘍、發炎、靜脈曲張、頭痛、陰道炎、疲倦、傷風、過敏、流行性感冒等等加在一起，讓我在四十歲前又得了六次肺炎。

大二時，醫生從我的胸腔裡挖出一顆鈣化的腫瘤。這時我還沒想到我吃進去的大量糖分原來已經嚴重影響了我的身體。我簡直一頭霧水——從十幾歲開始我就一天打四個鐘頭的網球，我的外表看起來健康又苗條。我用一次又一次強而有力的反手拍燃燒碳水化合物，我看起來好得不得了。

網球或許給了我一座全國青少年冠軍獎盃，但無法掩蓋很多罪行。我在日內瓦念大三的那一年，應該就是第一次警告。當時我沒有打網球，所以消耗不掉多餘的熱量。到處免費參觀巧克力工廠，以及排隊領取可讓甜食狂吃一整個星期的的免費巧克力，應該是另一個警告。到了大四，我必須很努力才能減掉多出來的十四公斤，那對一個沒有對甜食和巧克力上癮的人來說，絕對是個警訊。只是我的甜食慾望已經到了無以復加的地步了。

我這輩子不管生什麼病都用抗生素。我相信醫生有辦法解決我的問題，他們開給我任何抗生素我都照吃不誤，而那些抗生素也確實終結了症狀——只是從未解決真正的病因。每次生病，我的復原期都越拖越長，我的免疫系統也一年比一年差。沒有一個美國主流社會的人懂得問飲食是否影響了我的健康；沒有一個醫生曾經問過我：「妳到底吃了些什麼？」

後來我結了婚，生了小孩，甜食癮仍有增無減。這種癮頭在情緒方面，影響了我的家庭和我，就跟酗酒的後果一模一樣。那些年我經歷了憂鬱、憤怒（有時會直接發洩在孩子身上），還有一些生理上的症狀，但我從頭到尾都不知道這是為什麼。

該是改變的時候了

一九七三年，我到聖地牙哥去聽一場普萊斯波廷格營養基金會（Price-Pottenger Nutrition Foundation）的演講，一切終於明朗了。演講內容詳細解釋了糖如何破壞身體的化學作用，並抑制免疫系統。那場演講改變了我的人生和健康，也讓我想要擴展研究領域，探討體內礦物質與體內平衡的關係。在稍後的章節將會討論到這項研究的結果。

我也就在那時候開始拒吃糖。當然，我都已經承認我是個甜食狂了，所以戒食的過程並非一路平坦。我的進展不止一次受挫，我犯過的錯也超乎我的預

期。我出現頭痛以及其他戒斷症狀。每次縱容自己吃甜食後，我就得從頭開始。不過一旦習慣了無糖的生活型態之後，我在短短一星期內就看到了效果。

這些年來，我看到很多心理學方面的資料與分析，很清楚我當時若不改變，很可能會把這個習慣傳給我的孩子。我知道孩子長大以後，也會跟當時的我一樣，陷入不良飲食與不良健康的惡性循環中。我擔心我會因為不良的飲食習慣，害孩子們必須服用利他能（Ritalin，一種過動症治療藥物）或其他藥物。

我從吸收相關的健康及營養研究資料開始。後來我自己做研究，也持續研讀現成的資訊，並拿到營養學的博士學位。我想讓自己有能力對我的孩子解釋為什麼糖真的有可能會害死人。我想，我的埋頭研究是一種較正面的沉迷，是取代甜食癮的好方法，讓我不吃甜食的時間持續得更久一點。讓我感覺好一點的，並不是瑜伽（頭頂地倒立以排出聚積在胸中的痰）；不吃糖的時候才是我感覺最好的時候。就在這段期間，我對糖的渴望有一大半慢慢消失了，雖然我還是隨身帶著薄荷喉糖，好應付癮頭又冒上來的時候。現在，這些薄荷喉糖只有偶爾才會派上用場了。

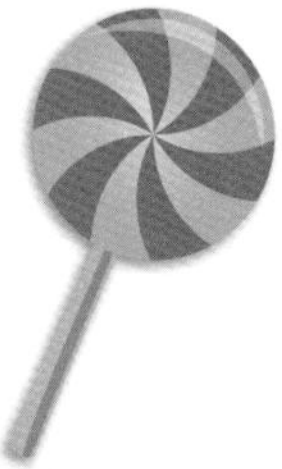

只是愛吃甜食，還是有糖癮？

餅乾！狼吞虎嚥！麥芽糖！大多數人小時候一定都曾聽過這些話從《芝麻街》一個很可愛的藍色玩偶嘴巴裡說出來，那就是餅乾怪獸。就我個人來說，我等了很多年，一直希望製作單位能邀我去上節目，好好教餅乾怪獸培養更營養的飲食習慣，譬如把那些紙板做的餅乾換成紅蘿蔔，還有吃慢一點。到目前為止，我還沒有接到邀請。唉唷，我總可以做做夢吧？

餅乾怪獸是個很討喜的例子，讓人知道糖也是成癮物質。我後來甚至認為《芝麻街》永遠不會讓餅乾怪獸改吃健康的食物，因為壞榜樣的喜劇價值太高了。所以當二〇〇五年新一季的節目推出，我發現《芝麻街》改掉餅乾怪獸的壞習慣時，你可以想像當時我有多驚訝。他現在只吃適量的餅乾，甚至還建議小朋友要吃紅蘿蔔。

什麼是糖癮？

糖是一種成癮物質，這是一般人很早就認同的概念，只是主流科學界才剛開始證實這些假設。

成癮的行為往往包括三個步驟。首先，當事人會增加該物質的使用量。接著，無法接觸到那種物質時，會出現戒斷症狀，再下來就會有一股衝動，想要繼續使用那種物質。成癮問題的另一面就是渴望。對糖、毒品或酒精的強烈需求，是身體發出來的綜合訊號，譬如血糖值或血清素（下一節將會進一步解釋血清素）的濃度可能很低，或者出現腎上腺疲勞症候群或容易疲倦。睡眠不足和失眠也跟糖有關係。典型的反應是身體發出「餵我糖」的訊號，讓人渴望吃甜點、吃更多含有碳水化合物的東西，或甚至是咖啡。渴望吃糖的源頭，來自最初吃下去的糖，因為它讓體內的化學物質失去平衡。遇到有糖癮的人，我通常會建議採取飲食計畫（二）或飲食計畫（三），端視其對糖的渴望有多嚴重。（請見第二二五頁的飲食

計畫）

吃太多糖對人體會有什麼影響？

不管是對什麼東西上癮，成癮症狀都差不多。舉例來說，毒品、酒精和糖都會讓大腦產生對這些物質的依賴，只要少了這些東西，腦中的血清素分泌量就會下降。血清素是一種很重要的神經傳導物質，也是神經系統的一部份，會將神經衝動傳送到身體各處。成癮物質通常都會短暫提高血清素的濃度，讓人產生美好、正面的感覺。之後血清素濃度就會降低，有時甚至比使用成癮物質之前的濃度還要低，讓使用者感覺渾身不自在。缺少血清素也可能讓人感覺消沉或憂鬱。

接下來的狀況是，大腦感覺到血清素的濃度下降，就會送出「餵我」的訊息，告訴身體的神經系統，它需要更多一開始讓血清素濃度上升的東西（成癮物質）。於是成癮者就攝取更多那種物質，即使每一次的使用都會破壞身體的內分泌系統，這其中就包括激素和神經傳導物質。由體液傳送到身體各器官和組織的激素，會影響器官和組織的功能。要是人吃了太多不該吃的東西，就會擾亂激素的分泌，有些減緩，有些加速，把身體搞糊塗了。最後到某個階段，為了再度感到愉悅，成癮患者就會使用更多毒品、酒精或糖來自我調節。

另一種神經傳導物質多巴胺，也跟糖癮有關係。雖然晚餐已經吃得很飽了，還是會想要吃塊巧克力蛋糕。明明不需要這塊蛋糕來解飢，卻還是想吃。吃了之後，多巴胺的回饋系統（位於腦部中央）會得到刺激。當人想到巧克力蛋糕，但沒有實際去吃時，回饋系統就起了作用，這個人就會覺得沮喪或悶悶不樂；如果吃了蛋糕，就不會沮喪。想吃蛋糕的慾望壓過你並不餓的事實。也正是因為多巴胺，讓我們有時候會沒有能力抗拒這些美味的食物。

吃甜食有可能會讓人感覺很愉快，也因此培養出一種越吃越多的心理，最後必須很努力才能學會不需要它。一旦某種行為定型後，往往需要經過治療和得到各種支持，才能慢慢打破惡性循環。如此經過一段時間後，身體才能變得不需要那麼多的成癮物質。

糖癮的數據和研究

科學家到了一九八〇年代才開始認為糖是一種成癮物質。在此之前，他們一直覺得人體內本來就有糖，怎麼可能會上癮？所有我們吃下的碳水化合物都會分解為單糖，我們攝取的蛋白質和脂肪也有一部份會分解為單糖，所以人體隨時都有糖的存在。多年來我對糖癮的看法一直跟科學界不太一樣。我確實看過很多吃糖成癮的人。有些人知道自己已經成癮，希望可以戒除，還有很多人去尋求幫助。最後，終於有人提供資金進行適當的研究。二十一世紀初，普林斯頓大學研究員艾凡納（Nicole Avena）博士和同事開始針對糖癮展開研究。他們的其中一項研究是餵老鼠吃甜食。之後再把甜食和健康食物給老鼠選擇時，老鼠就會把後者推開，因為牠們只想吃甜食；而把糖水和白開水給老鼠選擇時，牠們選擇了糖水。一旦把糖水拿走，老鼠就出現戒斷症狀。研究人員發現驟然停止吃甜食的老鼠會出現身體發抖、牙齒打顫的情況，這也是人類毒癮發作時常見的症狀。等到再度給老鼠糖水和一般水的選擇時，老鼠就繼續拉可以吃到糖水的控制桿。

法國波爾多大學的萊諾（Magalie Lenoir）和同事也做了一項研究。他們將糖精（saccharin，一種代糖）和古柯鹼的反應做了比較。他們之所以選擇代糖，不用糖，是因為不希望讓糖中的熱量影響比較的結果——老鼠有可能選擇糖來止飢，而不是渴望糖的甜味。接受實驗的老鼠可以自由選擇接受注射古柯鹼，或喝加了代糖的水。大多數的老鼠（百分之九十四）偏愛代糖。即使是原本就已經對古柯鹼上癮的老鼠，在可以選擇古柯鹼或代糖時，也選擇代糖。研究人員因此得到這個結論：糖（以及代糖）的甜味，可以超越古柯鹼的回饋作用，即使是成癮者也一樣。

基本上，這項研究顯示甜味有可能是最原始的成癮物質，因為毒品和酒精的使用都跟攝取食物的神經元有關。據研究，在遠古時代，從食物中得到愉悅的感覺，是給山頂洞人找到更多食物的動力，這樣他們才能生存下去。可想而知，像完整水果這樣的甜食，可以讓獵人在獵取到動物的空檔補充熱量，才不至於餓死。然而我們現在活在一個食物充足的世界，熱量早已遠超過最初的飲食所創造出來的可承受量了。

因此，你可以瞭解，糖不只是一種單純的成癮物，它早就正大光明地存在於我們的食物來源和生活中，無所不在地誘惑我們。這很可能就是這種癮頭如此難以戒除的原因。

從美國政府正式公布的糖消耗量，也可以明顯看出糖癮的現象。美國政府從一九六六年開始紀錄用糖量。該年，美國人每人平均用掉五十三公斤的糖。最高的用糖量紀錄是一九九九年，每人平均用掉六十八公斤的糖。

之後就略微下降，維持在每年每人約消耗六十四公斤的糖，等於每天四十八茶匙或半杯的糖[1]。然而這些微幅的下降根本無法逆轉多年來用糖量激增的現象。

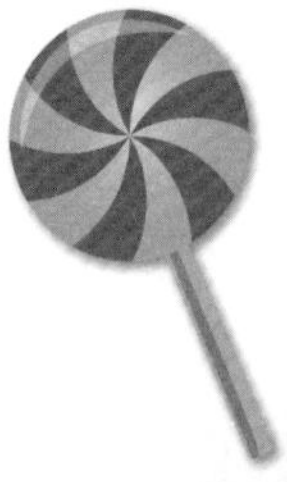

怎麼知道自己是不是有糖癮？

好，現在我們來談你。你有糖癮嗎？也許有，只是你自己不知道。想一想你每天的飲食。你吃下去的東西有多少是含有糖或糖精的？你可以忍受多久不吃含糖的東西？

想想看，你每天有沒有喝一罐、兩罐，甚至四罐的汽水？你早上喝咖啡加哪一種甜味劑？你有用糖或蜂蜜的習慣嗎？配咖啡的甜甜圈呢？餐後你都得吃點甜食嗎？你吃的零食多半是甜的嗎？

如果你每天都至少要吃一次這類食物，很可能就有糖癮的問題。若真如此，請記住：你並不孤單。

餅乾！餅乾！一個藍色玩偶這樣嗜吃甜食，或許既可愛又有趣，但一般人也這麼做，就很恐怖了。

糖換了別的名字，一樣可怕

在我進一步解釋我的研究並揭露研究結果之前，我想應該先對糖下一個基本的定義。糖是一種碳水化合物的食物，是被人類的味蕾判別為甜味的東西。以下表列的，就是本書會討論到的各種形式的糖。

各式各樣的糖

- 龍蛇蘭蜜或花蜜（Agave syrup or nectar）
- 大麥芽（Barley malt）
- 甜菜糖（Beet sugar）
- 黑糖（或稱紅糖）（Brown sugar）
- 蔗糖（Cane sugar）
- 蔗糖漿（Cane syrup, Liquid cane sugar or syrup, Sugarcane syrup）
- 糖粉（Confections sugar 或 Powdered sugar）

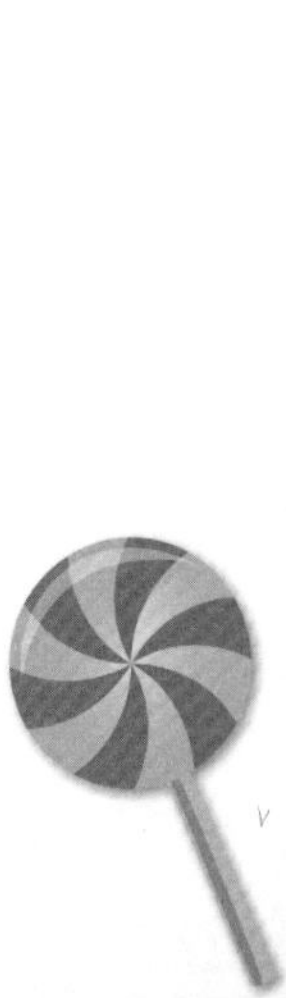

- 結晶果糖（Crystalline fructose）
- 棗糖（Date sugar）
- 原蔗糖（Evaporated sugarcane）
- 果糖（Fructose）
- 濃縮果汁（Fruit juice concentrate）
- 半乳糖（Galactose）
- 葡萄糖（Glucose）
- 砂糖（Granulated sugar）
- 高果糖漿（High fructose corn syrup）
- 蜂蜜（Honey）
- 轉化糖（Invert sugar）
- 乳糖（Lactose）
- 麥芽糖（Maltose）
- 楓糖漿（Maple syrup）
- 糖蜜（Molasses）

- 粗糖（Raw sugar, Turbinado sugar 或 Unrefined sugar）
- 米糖漿（Rice syrup）
- 餐用砂糖（Table sugar）
- 白糖（White sugar）

我的研究讓我發現，有眾多壓力源會讓人體的化學作用失去平衡，這也是我在本書中經常會討論到的一點。

我在前面提到，美國人每人每天平均消耗四十八茶匙的糖，接下來你該知道的是，人體承受添加糖的門檻有多低。對大多數健康的人來說，一次最多只能加兩茶匙的糖，一天二至三次。這樣一來，看到經常有人在討論過重與肥胖的問題時，引用一些嚇人的數據，譬如有六成二的成人過重（其中一半屬於病態性肥胖），你還會驚訝嗎？

在研究期間，我開始擔任私人的健康顧問。我經手的病人中，幾乎每一位的驗血結果都顯示身體內有礦物質失衡的現象。他們的病史通常顯示飲食、心理狀態、運動和精神生活之間，彼此都有極高度的關聯。

結論

任何還沒把自己賣給糖業聯盟的人多少都瞭解，糖吃得越少越好，幾乎不吃更好。但是事實上，很難把糖從飲食中完全消滅，畢竟很多道菜都會加糖，很多加工食品也把糖當作便宜的餡料。也因此，我設計了三種飲食計畫，可以幫助你將糖的攝取量降到合理、健康的量。還有一些食譜可以幫你慢慢養成無糖的飲食習慣。你可以在本書第七章（見第二一七頁）找到這些飲食計畫和食譜。我現在勉強可以接受蕃茄醬中的少量高果糖漿，不過我已經記不得上次吃熱巧克力聖代或奧利奧餅乾是什麼時候的事了。克服糖癮對我來說是永無止境的任務，我一次只努力一天，同時慢慢領略前後的差異，從隨時隨地都在生病、不想照鏡子、脾氣暴躁或沮喪，到偶爾才生病、不介意看到鏡子裡的自己，並且開心起床、開心上床。

幾乎不再吃糖，讓我變得更好，我的人生就是最好的證明。我已經七十多歲了，還在做我喜歡做的事。我有兩個活力充沛的孫子，平常也打網球、健行、演講，還到開發中國家去旅行。

我不能說我是第一個公開反對糖的人，因為要不是有前輩出版的書籍和期刊文章，我不可能瞭解真正的問題所在，所以我是站在那些巨人的肩膀往上爬的。不過我要很自豪地說，我是最早一批反糖鬥士，早在醫生開始加入反糖行列之前就大聲疾呼了。

我寫這本書，是要用已經驗證的數據來權衡我最新的研究和資料。這些年來，我對於糖的看法未曾動搖，但研究不斷發展，已經有相關資訊可以支持我的觀點。

健康或生病——由你決定。

順帶一提，我注意到我們家附近的雜貨店發了一張傳單，上頭有一項「必買特價品」——四斤的砂糖只要一．九九美元。這樣一斤糖只要大約五毛錢而已。天底下大概沒有這麼便宜的食物了。製糖業有最好的說客，所以美國政府當然會對製糖業有所補貼，使糖這麼便宜，這實在是很離譜。不過，我必須承認，若此刻是一九七〇年，我會立刻跑到店裡去買個十斤，不過我現在已經知道糖對我的身體有什麼壞處了，所以就免了吧。

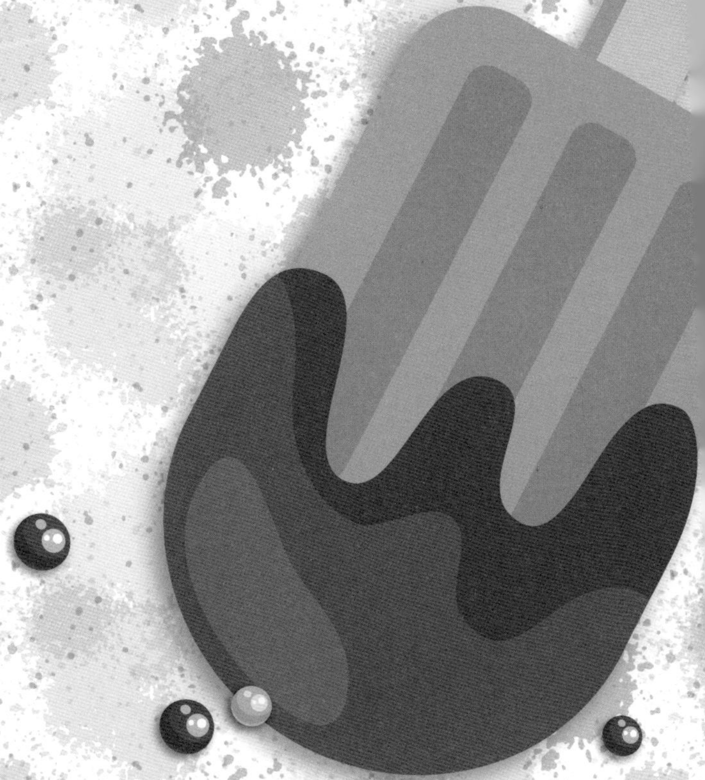

第二章
糖對健康的 140 種危害

大約有二十年的時間，我一直在收集「糖對健康的危害」。我從翻閱哈佛大學的醫學出版品《健康脈動》（HEALTHbeat），到上網瀏覽，幾乎可以找的地方都找了。這種資料不太容易找到，很多時候更不容易閱讀，因為裡面有太多醫學術語。但是在蒐集資料的過程中，我發現長期在飲食中添加糖，對很多人來說都是一個問題，也可能引起許多疾病。

以下是我目前的收集結果，如果再給我二十年，我收集到的害處很可能會多更多。

1. 糖可能會抑制免疫系統。
2. 糖會干擾人體內各礦物質之間的關係。
3. 糖可能引發少年犯罪問題。
4. 懷孕和哺乳期間吃糖，可能影響孩子肌肉力量的生成，進而影響到個人的運動能力。
5. 孩童喝了汽水後，汽水中的糖可能導致孩童少喝牛奶。
6. 糖可能會提昇葡萄糖和胰島素的反應，讓口服避孕藥的使用者更慢回

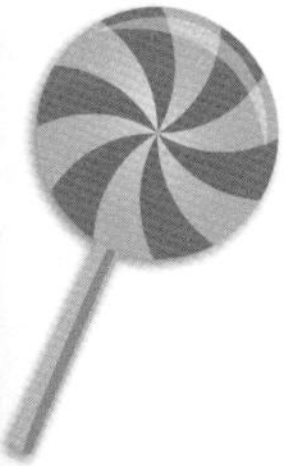

復空腹時的數值。

7. 糖可能會使活性氧（ROS, reactive oxygen species）增加，破壞細胞及組織。
8. 糖可能造成兒童過動、焦慮、無法專心以及任性。
9. 糖可能導致三酸甘油脂明顯升高。
10. 糖會降低身體抵抗細菌感染的能力。
11. 糖會降低身體組織的彈性和功能——糖吃得越多，損失的彈性和功能就越多。
12. 糖會降低高密度脂蛋白的濃度。
13. 糖可能導致缺乏微量元素鉻。
14. 糖可能導致卵巢癌。
15. 糖可能提高空腹血糖值。
16. 糖會導致缺乏微量元素銅。
17. 糖會妨礙身體吸收鈣與鎂。
18. 糖有可能讓眼睛更容易產生老年性黃斑部病變。

19. 糖會讓多巴胺、血清素及正腎上腺素等神經傳導素的濃度升高。
20. 糖可能引起低血糖症。
21. 糖可能導致消化道變酸性。
22. 糖可能讓兒童的腎上腺素飆高。
23. 腸道功能異常的病人通常對糖吸收不良。
24. 糖可能導致提早老化。
25. 糖可能引發酒精中毒。
26. 糖可能引起蛀牙。
27. 糖可能導致病態性肥胖。
28. 糖會增加罹患克隆氏症（Crohn's disease）及潰瘍性結腸炎的風險。
29. 糖可能引發胃潰瘍或十二指腸潰瘍。
30. 糖可能導致關節炎。
31. 糖可能讓學童產生學習障礙。
32. 糖會助長白色念珠菌的大量滋生（也就是酵母菌感染）。
33. 糖可能引起膽結石。

34. 糖可能引發心臟病。
35. 糖可能導致闌尾炎。
36. 糖可能引起痔瘡。
37. 糖可能引起靜脈曲張。
38. 糖可能造成牙周病。
39. 糖可能造成骨質疏鬆。
40. 糖會讓唾液變酸性。
41. 糖可能降低胰島素敏感性。
42. 糖可能降低血液中的維生素E含量。
43. 糖可能減少體內的生長激素數量。
44. 糖可能增加膽固醇。
45. 糖會增加糖化最終產物，這是葡萄糖和蛋白質非酵素性結合時會產生的有害物質。
46. 糖可能會妨礙人體吸收蛋白質。
47. 糖會引起食物過敏。

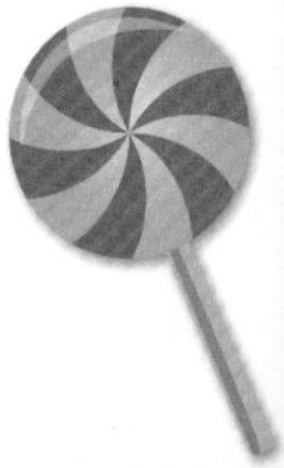

48. 糖可能導致糖尿病。
49. 糖可能引起妊娠毒血症。
50. 糖可能引發孩童的濕疹。
51. 糖可能引發心血管疾病。
52. 糖可能損害DNA的結構。
53. 糖可能改變蛋白質的結構。
54. 糖可能改變膠原蛋白的結構，進而讓皮膚產生皺紋。
55. 糖可能引起白內障。
56. 糖可能引發肺氣腫。
57. 糖可能導致動脈硬化。
58. 糖可能導致低密度脂蛋白含量偏高。
59. 糖可能讓人體內的許多生理系統失去平衡。
60. 糖會降低酵素的功能。
61. 糖份攝取跟帕金森氏症有關。
62. 糖可能會讓肝臟細胞分裂，導致肝臟變大。

63. 糖可能增加肝臟的脂肪量。
64. 糖可能會讓腎臟變大並產生病變。
65. 糖可能會傷害胰腺。
66. 糖可能會引起水腫。
67. 糖是排便的頭號敵人。
68. 糖可能導致近視。
69. 糖可能會傷害微血管內壁。
70. 糖可能讓肌腱更容易受傷。
71. 糖可能會引起頭痛，包括偏頭痛。
72. 糖跟婦女的胰腺癌有關係。
73. 糖可能對孩童的學業成績有不良的影響。
74. 糖可能導致憂鬱。
75. 糖會增加罹患胃癌的風險。
76. 糖可能引起消化不良。
77. 糖可能增加痛風的風險。

78. 糖導致血糖濃度升高的幅度，可能遠超過葡萄糖耐受測試時攝取的複合碳水化合物。

79. 糖會降低學習能力。

80. 糖可能導致白蛋白及脂蛋白這兩種血中蛋白效率變差，進而降低身體代謝脂肪和膽固醇的能力。

81. 糖可能引起阿茲海默症。

82. 糖可能造成血小板黏著，進而引起血栓。

83. 糖可能導致激素失衡，也就是某些激素活動力變差，某些又太過活躍。

84. 糖可能造成腎結石。

85. 糖可能產生自由基及氧化壓力。

86. 糖可能引起膽管癌。

87. 糖會增加未成年孕婦產下胎兒小於妊娠年齡（SGA, small-for-gestational-age）的風險。

88. 糖可能導致未成年孕婦早產。

89. 糖會減緩食物通過消化道的時間。

90. 糖會增加糞便中的膽酸濃度及結腸中的細菌酵素濃度，有可能讓膽汁產生致癌物質及引發大腸癌。

91. 糖會增加男性體內的雌二醇（這是作用最強的一種天然雌激素）。

92. 糖會和磷酸酶結合並破壞磷酸酶（一種酵素），導致消化不良。

93. 糖可能是膽囊癌的危險因子。

94. 糖是一種成癮物質。

95. 糖可能使人興奮，效果類似酒精。

96. 糖可能加重經前症候群的症狀。

97. 糖可能降低人的情緒穩定性。

98. 糖會讓肥胖的人吃更多。

99. 糖可能讓有注意力缺失症的孩童症狀更嚴重。

100. 糖可能會減緩腎上腺素運作的能力。

101. 經由靜脈注射進入人體的糖，可能阻斷氧氣進入腦部。

102. 糖是肺癌的危險因子。

103. 糖會增加罹患小兒麻痺症的風險。

104. 糖可能引起癲癇發作。

105. 糖可能會增加血液的收縮壓。

106. 糖可能引發細胞死亡。

107. 糖可能會讓你吃更多。

108. 糖可能引發反社會行為，造成青少年犯罪。

109. 糖可能導致前列腺癌。

110. 糖會讓新生兒出現脫水現象。

111. 糖可能會讓婦女產下體重過輕的嬰兒。

112. 糖跟精神分裂症惡化有關。

113. 糖可能會增加血液中高半胱氨酸的含量。

114. 糖會增加乳癌的風險。

115. 糖是小腸癌的危險因子。

116. 糖可能導致喉癌。

117. 糖會造成鹽分和水分滯留在體內。

118. 糖可能導致輕微的記憶力衰退。

119. 嬰兒剛出生不久就以糖水餵食，會讓這些孩童從小就偏好糖水，不愛喝白開水。

120. 糖會引起便祕。

121. 糖可能造成糖尿病前期及糖尿病婦女的大腦功能退化。

122. 糖可能增加胃癌的風險。

123. 糖可能導致新陳代謝異常。

124. 孕婦攝取糖分，會增加胚胎神經缺損的機率。

125. 糖可能會引起氣喘。

126. 糖會增加罹患腸躁症的機會。

127. 糖可能影響大腦的中央回饋系統。

128. 糖可能導致直腸癌。

129. 糖可能引發子宮內膜癌。

130. 糖可能造成腎細胞癌。

131. 糖可能引起肝腫瘤。

132. 糖可能會讓體重過重的人血液中的發炎指數增加。

133. 糖跟痤瘡的成因和續發有關係。

134. 糖可能關閉控制性激素的基因，進而影響性生活。

135. 糖可能導致疲倦、情緒多變、緊張及憂鬱。

136. 糖可能讓細胞更難吸收許多重要營養素。

137. 糖可能增加血液中的尿酸含量。

138. 糖可能導致C－胜肽的濃度增加。

139. 糖會引起發炎。

140. 糖可能導致大腸憩室炎，這是大腸壁上向外凸出的小囊發炎的狀況。

註：以上各點所引用的文獻資料來源，均列於書末的〈附註〉。

現在你已經意識到糖對身體的影響了，接下來我們就要進一步探索，看糖是怎麼慢慢害死你的。

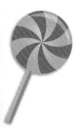

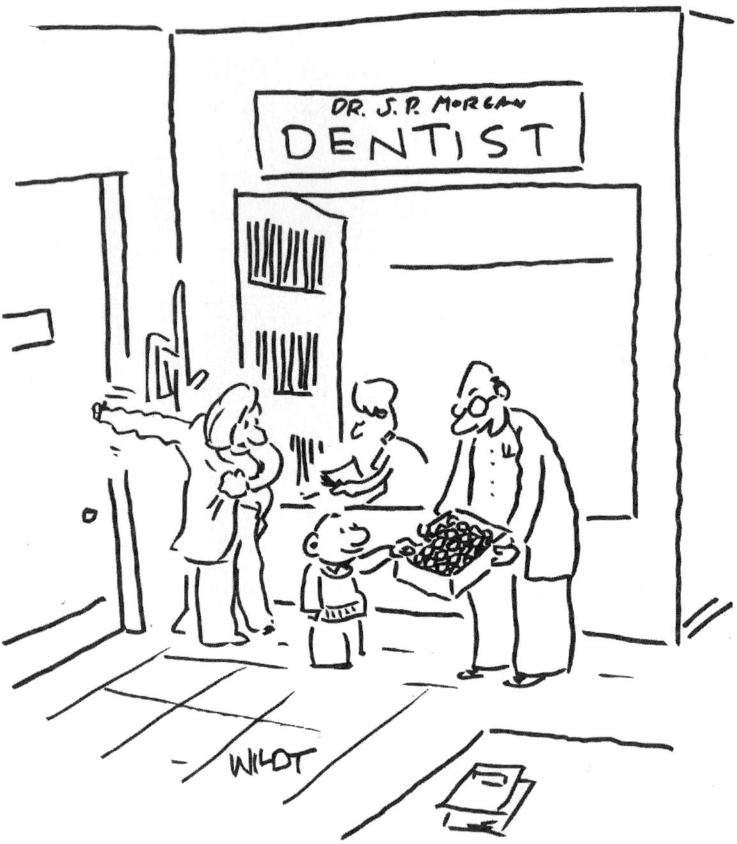

「提米這次看牙還是沒發現蛀牙。吃顆糖當獎勵吧……
整盒都給你也可以！」

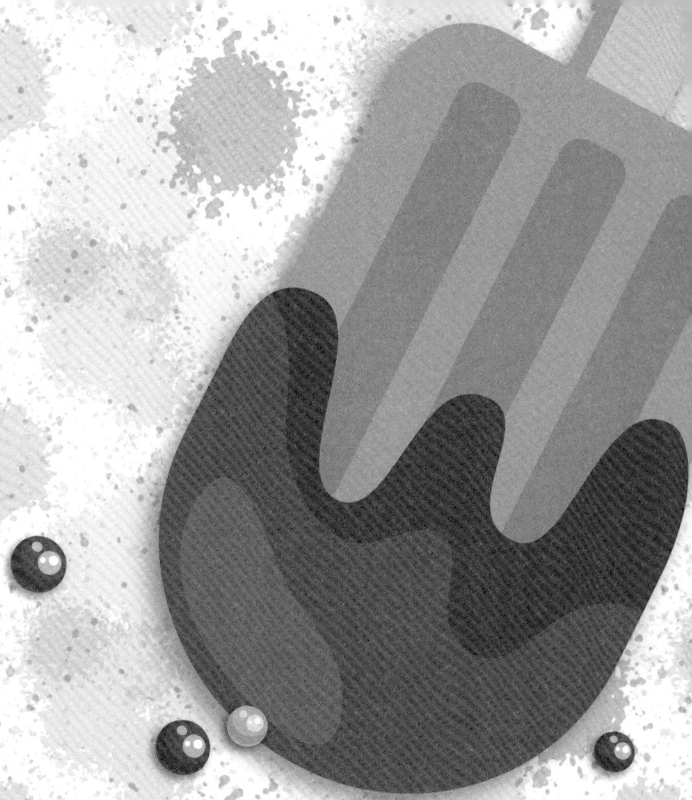

第三章
體內平衡

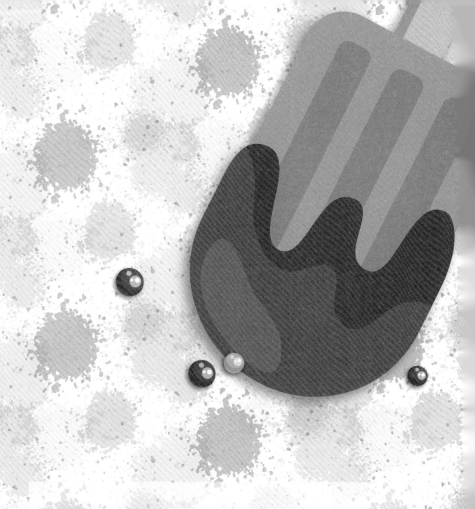

我之所以要在《糖的恐怖真相》這本書裡討論體內平衡，是因為體內平衡跟糖大有關係。等你慢慢瞭解什麼是體內平衡後，這一點就會不證自明了。

體內平衡（homeostasis）這個字，是哈佛大學教授、醫學博士坎農（Walter B. Cannon，一八七一～一九四五）在他一九三二年出版的傑作《身體的智慧》（The Wisdom of the Body）一書中創造的。坎農以優異的成績畢業於哈佛大學，並留在哈佛擔任生理學系主任多年。他也是第一個瞭解到，最先通過消化道的是碳水化合物，其次是蛋白質，脂肪則需要最久的時間來通過。以坎農對人體以及疾病根源的瞭解，他實在是未得到應有重視的英雄。（若有興趣，可找坎農教授的書來看，請見第二九九頁的建議書單。）

順帶一提，身體的「打或逃反應」（fight or flight response）也是這位才華洋溢的學者發現的。

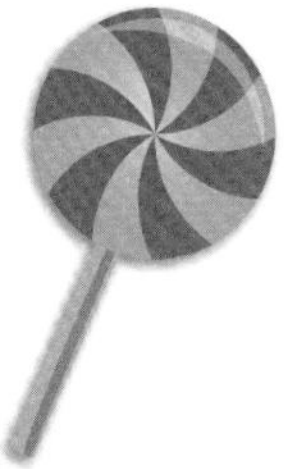

一隻手一顆糖，不叫平衡

對人來說，體內平衡通常是指身體內的電磁和化學系統的平衡狀態。這種平衡會容許並促進人體的成長、治療相關功能，使其能有恰如其份的表現。當我們處在體內平衡的狀態時，身體就會啟動自癒的功能。

病人和一般人的差別，就在於取得並維持體內平衡的能力不一樣。病人不容易保持體內平衡，而當人體持續一段時間無法維持體內平衡時，就會生病。每個人的狀況都不一樣，所以生病次數、每次生病要多久才會好，以及病況有多嚴重，都因人而異。決定這些事的因素，包括你的基因藍圖、你吃多少糖和其他有害健康的食物、你在生活中承受多少的壓力、你暴露在化學物質中的程度如何等等。每天都會有很多因素擾亂身體的化學作用，讓我們體內的狀態失去平衡，糖就是其中一個主要因素，而且它的影響對退化性疾病和傳染性疾病都一樣。

糖可能破壞體內平衡

人體內有很多系統有助於調節體內平衡。會釋放激素到血液中的內分泌系統，就是主要的調節器。胰腺、腎上腺、男女性腺、下丘腦腺、腦垂體腺、甲狀腺等都是主要的內分泌腺。這些腺體都會在血液中釋放激素，幫助調節體內平衡。

人體吸收糖時，第一個受影響的是胰腺。糖被吸收後，血糖濃度會增加，胰腺就會分泌胰島素，主要的目的是要讓血糖濃度下降，回到平衡狀態。如果我們吃下的糖多過胰腺能處理的量，就會把胰腺累壞，導致它分泌太多或太少的胰島素。胰腺分泌太多胰島素，血液就會得不到足夠的糖分，引起低血糖症；另一方面，要是胰腺分泌的胰島素不夠，血液就會吸收太多糖，進而引發高血糖或糖尿病。

所有腺體都是交互作用的。胰腺手忙腳亂時，其他腺體就會來幫忙，於是也開始分泌過多或過少的激素進入血液中，試圖重新回復體內平衡。這有可能讓整個內分泌系統失調，導致某些腺體失去作用。這也就是為什麼有那麼多人

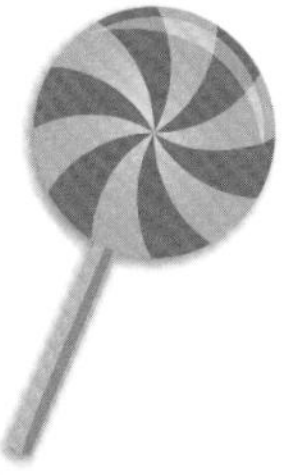

有低血糖、糖尿病、甲狀腺異常和腎上腺衰竭。婦女會有更年期問題，也是這個原因。沒錯，這些全都是糖吃太多惹的禍。

糖會壓抑免疫系統，減少噬菌細胞（強大的免疫功能所需要的白血球細胞，會吃掉有害的細菌）的數量，也因此降低身體對抗感染和疾病的能力。

人體的血液組成必須保持平衡，我們才能維持體內平衡。為了達到這個目的，血液中的元素會在一個極小的範圍內隨時自我調整，其中一個元素就是葡萄糖。因此，吃太多糖就是導致身體的化學作用紊亂、讓體內平衡失序的主要原因之一。

糖是一種酸性食物，吃太多糖，我們的身體就會變成酸性。但是人體並不喜歡這種酸性狀態，所以會從血液中抽取礦物質（例如鈣、鎂、磷等），試圖再變回鹼性，再度恢復並維持體內平衡。

醫生通常不會在人吃糖前後檢查這個人血液中完整的化學成分。只要這樣檢查一下，醫生就會發現礦物質會隨之增加或降低，並改變彼此作用的關係。

根據我自己的研究，我發現人只要一次吃兩茶匙的糖，就可能會出現這種狀況。

礦物質：沒錯，礦物質很重要

沒有一種礦物質是一座孤島。礦物質要互相作用才能發揮功能（見第五十六頁圖 3.1）。如果血液中某種礦物質的含量下降，其他礦物質也會跟著無法正常運作。糖吃太多時，人體就不得不重新調整組合，以彌補多餘的葡萄糖和果糖引起的問題。為了達到這個目的，血液裡的礦物質就會被拉出來，而少了這些，剩下的礦物質也無法達到原本應有的功能。在這種情況下，身體的化學作用當然就變得亂七八糟了。

人的身體有很多系統都需要礦物質。內分泌系統、免疫系統以及消化系統，這些都需要礦物質才能正常運作。幫助我們消化食物的酵素，也需要特定的礦物質才能達到最佳的效能。血液中正常運作的礦物質不夠時，免疫系統的噬菌細胞就會減少。人體內任何不能被利用的物質，都會自動被當作毒素，這包括沒有用的礦物質[1,2]。舉例來說，有毒的鈣，會導致牙菌斑、腎結石、關節炎、白內障、骨刺、動脈硬化等等眾多疾病。

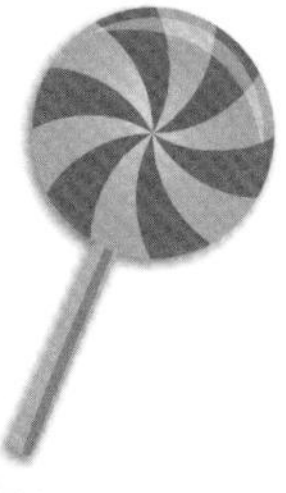

礦物質大輪

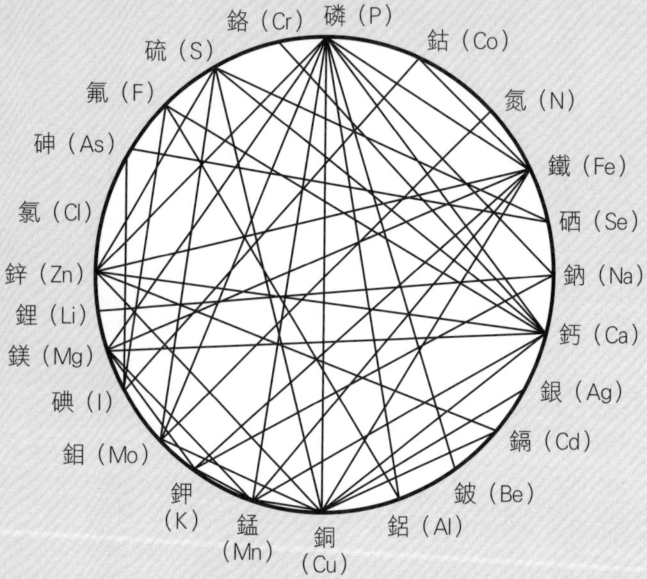

礦物質要互相合作才能發揮作用。

圖 3.1　礦物質大輪

鈣與磷形成骨頭與牙齒，給了我們身體的架構。其他礦物質會啟動酵素系統、細胞與體液的反應，給我們能量。細胞內正常的礦物質組成只要有一點點變化，就會對身體造成極大的影響，即使整體而言全身的礦物質組合沒有明顯的改變。[3]

身體會受到的影響之一，就是體內的酵素會不正常運作。我前面說過，酵素需要礦物質才能發揮最佳效能。所謂酵素，就是身體製造的蛋白質，可以加速身體各項功能的運作。舉例來說，酵素在消化過程中扮演很重要的角色。消化酵素將食物分解成最簡單的成分：碳水化合物變成單糖，脂肪變成脂肪酸，蛋白質變成氨基酸。當酵素因為礦物質不足而不能正常運作時，食物就無法完全消化。舉例來說，未被消化的蛋白質就會以多肽（polypeptides）的形式進入血液中。多肽是一種很小的蛋白質分子，裡面含有氨基酸。[4,5]

費帕（William Philpott）博士在《腦部過敏》（Brain Allergies）一書中寫到：「胰腺最重要的組織功能之一，就是提供蛋白質分解酶，這種物質扮演了身體發炎反應的調節機制[6]。蛋白質分解酶來自胰腺，能幫助將蛋白質消化成氨基酸。胰蛋白質分解酶不足就可能導致蛋白質消化不完全。這種部分消化、尚不能使用的蛋白質分子被血液吸收，進入身體組織，就叫做腸漏症（leaky gut syndrome）或腸道滲透（gut permeability）。由於這些蛋白質分子並未完全消化，身體就把它們當作入侵者，也因此在身體的許多器官和組織中引起中毒和發炎反應。

未消化完全的蛋白質及其他未消化的食物，通常分子都太大了，細胞無法利用，因此可能會進入血液中，引起食物過敏，最後還可能在血管中引發災難[7]。我說「食物過敏」，確實是指典型的過敏症狀，例如流眼淚、流鼻涕、打噴嚏、喉嚨癢等[8,9]。這些分子還可能輪流跑到關節、組織或骨頭裡，引發關節炎[10,11]。甚至跑到身體的神經系統裡，導致多發性硬化症。多發性硬化症是一種可輕可重的病[12]，有些患者只會有輕微的症狀，譬如四肢發麻，但也有些人會出現麻痺或失明這類較嚴重的病症。

醫學研究也顯示，這種外來物質有可能進入皮膚，引起蕁麻疹、濕疹、牛皮癬（一種皮膚發炎紅腫、出現灰色或銀白色鱗屑的皮膚病）[13,14,15]。潰瘍性大腸炎（大腸和直腸內壁發炎）和克隆氏症（整個消化道從口腔到直腸都可能發炎的病症）也可能由未消化完全的蛋白質所引起[16]。基本上，這種人體無法使用的蛋白質會經由血液流到任何地方並引發各種問題。

不幸的是，不是只有部分消化的食物分子可以進入血液中。有時未正常運作的酵素也可能會溜進血液裡，導致細胞中毒[17]。未完全消化的食物及消化酵素都不是血液裡的正常成分，消化道才是它們所屬的地方。每當出現這種情況，人體的免疫系統就會把未消化及未消化完全的食物以及酵素視為外來的入侵者，啟動防禦機制[18,19]。記住，這種未消化完全及未消化的食物之所以存在身體內，就是吃了太多糖的結果。

為了反擊，身體的白血球（免疫系統的主要成員）需要規律補充消化完全的蛋白質。過量的糖（以及其他因素）對體內酵素造成的負擔，會讓免疫系統無法發揮最大的功能，進而降低它對抗周遭伺機而動的各種疾病的能力。我們所吃的食物、生活中的壓力、環境因素以及自身的基因藍圖，彼此之間有錯綜複雜的相互作用，每一種要素都與人體恢復並維持體內平衡的能力息息相關。

糖會讓人體失衡

我把這一章的重點放在糖上，不過生活中還有很多因素會導致體內平衡失常，其中一個就是情緒。因此，心情不好、生氣或焦慮都可能會影響到身體的化學平衡，進而導致跟糖吃太多一樣的後果。[20,21]

不過這個問題的罪魁禍首還是糖，純粹是因為我們吃糖已經吃到超出身體可以處理的量了。人是從原始人進化而來的，原始人的飲食都是生肉或煮熟的肉、撿拾來的食物、種子及乾淨的水。根據我的研究，人體的演化並未超越這種新石器時代的低糖飲食。一次兩茶匙的糖（不管是哪一種形式），似乎就是大多數健康的人能夠處理的極限。至於病人，我不認為他們的身體能處理任何的糖。

我們吃糖時，身體只會用一種方式來反應，那就是在每一次被糖攻擊之後，重新調整，努力讓自己恢復平衡。這項重新取得平衡的動作，會把礦物質從原本需要的地方叫出來，也因此擾亂身體的化學作用，最後讓我們生病。想

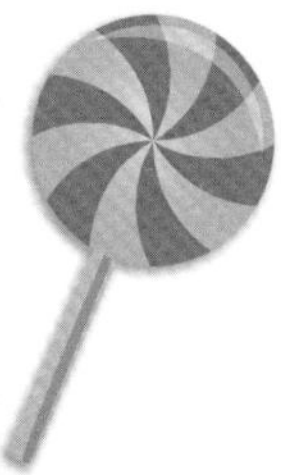

想看，我們到底吃了多少的糖？人體根本就沒有那樣的消化機制，可以處理我們每天吃進去的那一大堆糖。

我們每吃一次糖、每生氣一次，就是把自己往生病的路上推進一步。大部分的人都不知道自己對身體做了什麼，因為體內平衡並不是一項容易檢測的狀態。不過對你而言，情況不同了，因為現在有更多資訊可供查詢，也可以透過一些簡單的檢查得知自己是否處於體內平衡的狀態、酸鹼值是否平衡，以及尿中的鈣是否過量。維持體內平衡，身體就會自行修復並維持健康。

結論

如你所見，身體就像個交響樂團。在交響樂團中，各樂部必須和諧配合；而在身體裡，每一個部分也必須配合無間，身體才能發揮最大的效能。就像每個交響樂團都有個領頭的指揮一樣，你就是身體的指揮。你決定自己的飲食、思想、言語、感覺與行為——這些行動都會影響到身體的化學作用。在交響樂

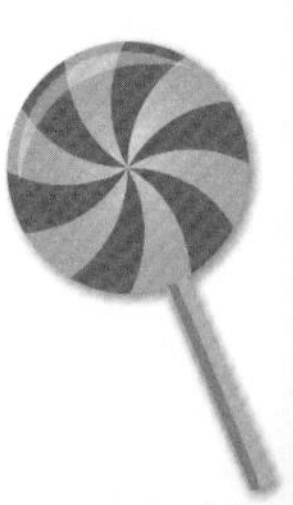

團中，就算只是一把小提琴走音也會影響到整體的和諧；在你的身體裡，只要有一種礦物質失去平衡，就會影響全身。所以你可以引導身體走向平衡或走向混亂，就像樂團的指揮一樣。我強烈建議你做出正確的選擇，跟自己的身體和諧共處。

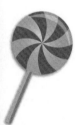

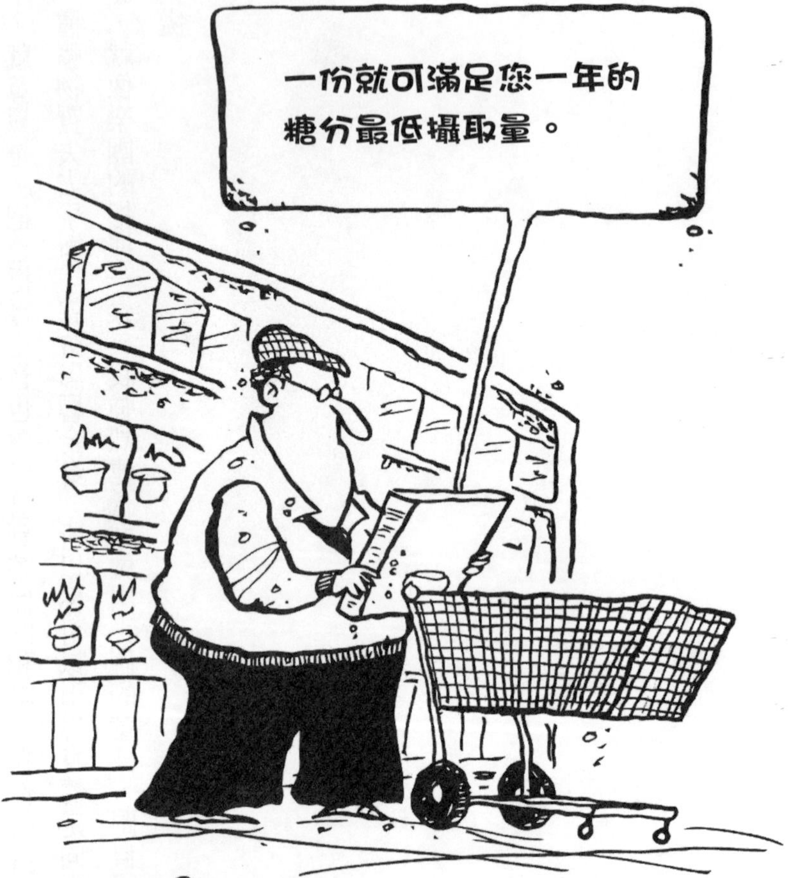
一份就可滿足您一年的
糖分最低攝取量。
DAVE CARPENTER

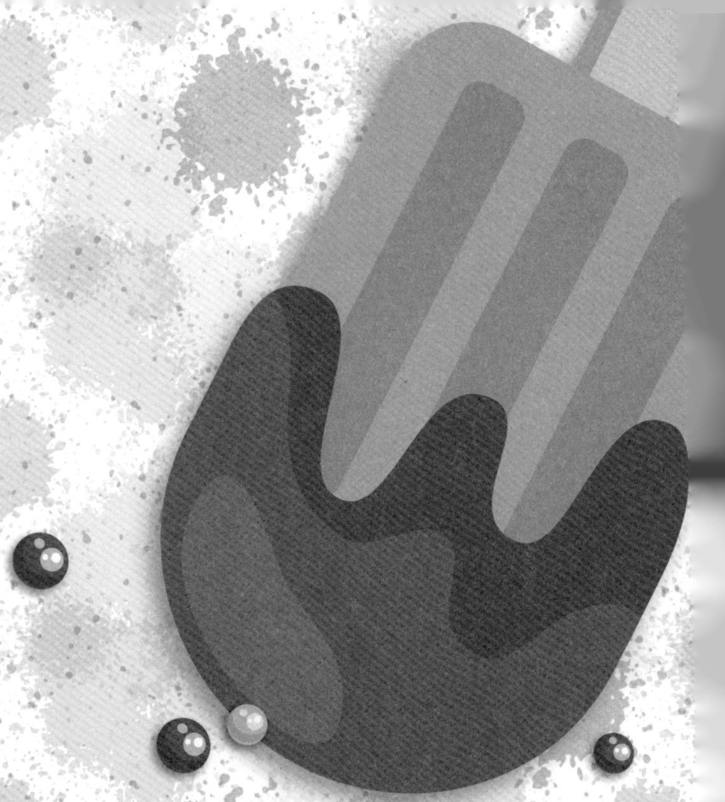

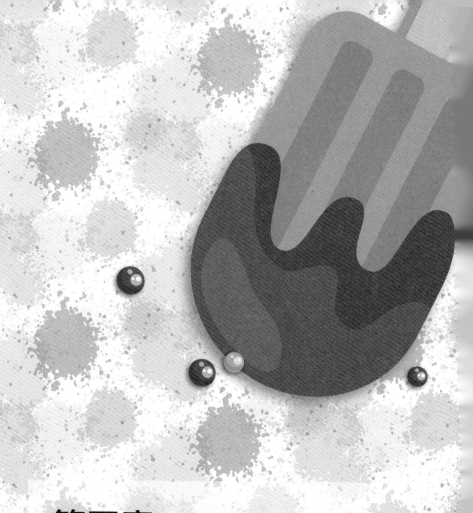

第四章

糖和血糖的關係，一點都不甜蜜

這一章會告訴你，在你吃下碳水化合物時，你的血糖會有什麼變化，而且我會把重點放在糖上面。我希望你能仔細閱讀這一章，因為裡面有一些資訊，是很多關於血糖的資料通常不會提到的。

首先你會知道什麼是升糖指數和升糖負荷，接著你會瞭解，在選擇要吃哪一種含碳水化合物的食物時，你要考慮的應該不只是升糖指數和升糖負荷。我認為這兩種指標一直被誤用，我希望你能更加瞭解如何挑選健康的碳水化合物食物，而不是只參考升糖指數和升糖負荷。

本章的最後一部份要討論口服葡萄糖耐受試驗。我希望讓你知道，有別的方法可以取代這種侵入性測試，而且也能得到類似的結果。

升糖指數與升糖負荷

就血糖值而言，判斷一個人吃下碳水化合物時血糖會升到多高，只是必須考慮的兩個因素之一。另一個必須考慮的因素是所攝取的碳水化合物總量。所以科學家才會研究出升糖指數（ＧＩ）和升糖負荷（ＧＬ）這兩種指標。

升糖指數

升糖指數是用數字來評估食物引發的血糖上升有多快。升糖指數會根據食物對血糖的影響來將食物分級。通常是以含五十公克碳水化合物的食物引發的反應來評估，並給予一個數值。數字越高，表示血糖上升得越快。低升糖指數的食物分解得慢，因此血中的葡萄糖會逐步釋放，血糖就上升得慢；高升糖指數的食物分解得快，葡萄糖就會瞬間大量釋放，導致血糖急速上升。

升糖指數的計算，是讓人吃下特定食物，並追蹤身體的反應。我在前面提到過，升糖指數是根據五十公克的碳水化合物而來。你必須瞭解的是，要得到五十公克的碳水化合物，就必須吃下大量的食物。要是食物含的碳水化合物量少，就必須吃下更大的量，才能得到測試升糖指數所需要的五十公克碳水化合物。

實際的計算方式是，請八至十個人吃下含五十公克碳水化合物的食物，接下來兩個鐘頭，每十五至三十分鐘檢查一次受試者的血糖值，整個過程要重複

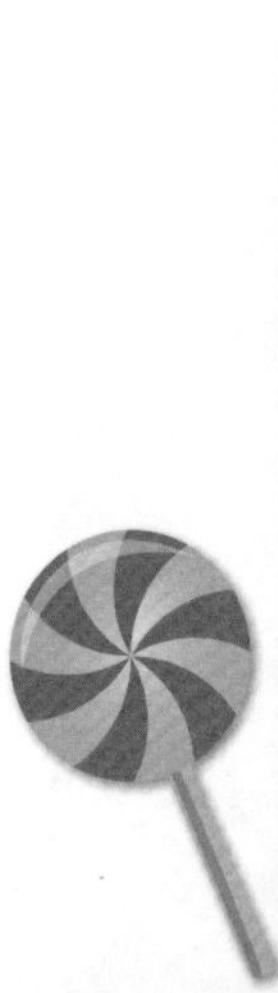

二至三次。最後將受試者的血糖值平均，再與某種標準食物——通常是純葡萄糖（升糖指數設定為一百）——相比，就能得出該食物的升糖指數。

有些食物的升糖指數並未經過測試，因為得吃極大量才能得到檢驗所需的五十公克碳水化合物。單獨食用這些食物或許不會造成血糖明顯上升，但不表示它們就是健康的食物。因為這些食物可能含有大量的脂肪或熱量，這兩種東西吃多了也沒有好處。

大量攝取某一種食物不會讓它的升糖指數上升，因為升糖指數是指碳水化合物的含量相同時，與其他食物相較之下的排名。升糖指數評估的是碳水化合物引發血糖值上升的速度有多快，並不計算血糖實際上升到多高。舉例來說，假設某種食物的升糖指數是二十五，不論你吃了多少，它的升糖指數還是二十五。意思是不管你吃下多少這種食物，它引發血糖上升的速度都是一樣的。當然，你吃的量越多，血中的葡萄糖量就越多，只是食物引起血糖值上升的速度是一樣的。若要討論食用量，就要請升糖負荷上場了。

升糖負荷

升糖負荷評估的是攝取碳水化合物對身體的影響程度。升糖負荷會考慮到升糖指數，但它所提供的資訊比單獨使用升糖指數為指標來得更完整。升糖負荷更有價值，因為它提供的數據是以一份食物所含的碳水化合物總量為依據，而不是非得攝取到含有五十公克碳水化合物的食物量。這樣會比較好，是因為很多時候人不會一次吃下五十公克的碳水化合物，例如要從西瓜或紅蘿蔔裡吃到五十公克的碳水化合物就滿困難的，但是這兩種食物的升糖指數都很高。

升糖負荷的計算，是將食物的升糖指數乘以每次食用量所含的碳水化合物（以公克為單位），再除以一百，所得出的數字就是升糖負荷。舉例來說，西瓜的升糖指數是七十二，一片含五公克碳水化合物的西瓜，它的升糖負荷就是三．六（升糖指數〔72〕×碳水化合物含量〔5〕＝360÷100＝3.6）。升糖負荷三．六算是非常低的。

升糖負荷的用處在於，食用少量（碳水化合物含量較少）高升糖指數的食物，與食用大量低升糖指數食物，對血糖的影響是一樣的。舉例來說，升糖指數一百、碳水化合物含量為十公克的食物，它的升糖負荷是十（升糖指數〔100〕×碳水化合物含量〔10〕＝1,000÷100＝10），而升糖指數十、碳水化合物含量一百公克的食物，它的升糖負荷也是十（升糖指數〔10〕×碳水化合物含量〔100〕＝1,000÷100＝10）。

以紅蘿蔔的升糖指數與升糖負荷為例

紅蘿蔔就是一個吃的時候應該考慮升糖負荷的好例子。以升糖指數的測量基準五十公克的碳水化合物含量來說，紅蘿蔔的升糖指數是很高的，但是每一根紅蘿蔔基本上只含三、四公克的碳水化合物，要吃到提供高升糖指數的五十公克碳水化合物，得吃將近三杯的紅蘿蔔（或將近十五根完整的紅蘿蔔）。一般人一次不會吃這麼多紅蘿蔔，所以紅蘿蔔實際被吃下的碳水化合物，量其實是很小的。換句話說，由於升糖負荷同時考慮到升糖指數和食用量這兩個因素，因此在瞭解自己攝取的食物會如何影響血糖值這件事上，升糖負荷是比較實際的指標。

選擇含碳水化合物的食物時應該考慮的事

雖然在判斷食物對血糖的影響上，升糖指數和升糖負荷都是很有用的工具，但兩者都沒有考慮到許多吃東西時也很重要的因素。想要瞭解某種食物對血糖的影響，就有必要知道它的升糖指數和升糖負荷，但整體來說這樣做還是有所不足。下面這些都是選擇食物時應該考慮的事項，但是升糖指數和升糖負荷都沒有照顧到這些層面：

- 營養價值，譬如特定食物所含的維生素和礦物質。
- 食物對於免疫系統、內分泌系統、消化系統、肝臟及礦物質的影響。
- 大部分的糖、水果和蔬菜的成分都是葡萄糖和果糖。果糖是不會提高血糖值的東西，但葡萄糖會。舉例來說，餐用砂糖、楓糖、蜂蜜以及蔬果都含有一半的果糖及一半的葡萄糖。用玉米製成的產品可以修改果糖與葡萄糖的成分比例（通常是百分之五十五的葡萄糖與百分之四十五的果糖，不過果糖的量也可以更高）。由於果糖不會讓血糖值升高，含果糖食物的升糖指數和升糖負荷可能很低，但不見得就是健康食物。

- 高升糖指數的食物與脂肪或蛋白質一起食用時，血糖值就會維持正常。舉例來說，馬鈴薯佐奶油或酸奶油，再搭配一些蛋白質（如肉類、魚類或豆類），血糖值就會以正常的速度升高。脂肪和蛋白質會穩定馬鈴薯中的澱粉，是因為脂肪和蛋白質在身體裡前進的速度比較慢。記得嗎？我們稍早提過，最先通過消化系統的是碳水化合物，接下來是蛋白質，再來才是脂肪。
- 食物的總含糖量。升糖指數和升糖負荷只考慮到碳水化合物的量，但其實總糖量也很重要，因為所有形式的糖都會干擾身體的化學作用、消耗礦物質並抑制免疫系統。
- 食物類型是全食物（whole food）或加工食品。全食物的營養價值通常

編按

全食物即指天然完整、未經加工精製的食物，如：蔬果、豆類、堅果、全穀等保有人體所需完整營養的食物，其皮和籽更是含量豐富。

高於加工食物。舉例來說，需要迅速補充體力時，選擇適當的全食物或許會給你更高的升糖指數和升糖負荷，但並不會有加工食品通常會有的問題。

- 飽足感。吃完東西後，你感覺吃飽了嗎？高升糖食物通常都含糖，糖是一種成癮物質，會讓你越吃越想吃，因為你吃了以後不會有飽足感。高升糖指數的馬鈴薯就很有飽足感，會讓你感到滿足。吃了東西之後感到滿足，不是比還想再吃好嗎？
- 熱量也很重要。很多時候某種食物的升糖指數及升糖負荷都不高，但熱量卻很高。蘋果的升糖指數是三十八（請見第七十七頁的表4.2），一顆重一百三十八公克的蘋果提供的升糖負荷是六，這樣的升糖負荷值算是低的，所以大多數的人都會認為蘋果是很恰當的點心。現在再來看花生。一份重一盎司（二十八公克）的花生不只比蘋果輕，升糖指數也低（十四），提供的升糖負荷更低（一）。如果只看升糖負荷，你會相信一盎司的花生是比蘋果更好的食物。但是你若看一下這兩種食物的熱量，就會發現蘋果的熱量大約是六十五大卡，而一盎司的花生熱量就高達一百六十四大卡。

這些資訊實在是很混亂？沒錯，有時連我也會被搞糊塗。這時候圖表就很有幫助了。我希望表 4.1 及表 4.2 提供的資訊，能讓你更清楚這些指標代表的意義。

如果前面那堆資訊沒有把你搞糊塗，這些表格可能會讓你更快進入下一章。這些資訊在我最初接觸時，都是既難取得又難瞭解的東西。你可以從我在書後附的註解看得出來，當初我得在一大堆資料中抽絲剝繭，才能得到這些資訊。

表 4.1　一些飲料的營養價值

飲料	份量（公克）	份量（毫升）	熱量	*升糖指數	†升糖負荷	碳水化合物（公克）	糖（公克）	糖（茶匙）
蘋果汁（未加糖）	250	235	117	40	12	29	28	7
可口可樂	250	235	120	63	16	26	26	$6\frac{1}{2}$
安素沛力（Ensure Plus）	252	235	350	44	22	50	50	$12\frac{1}{2}$
柳橙汁	250	235	112	50	13	26	26	$6\frac{1}{2}$

* 升糖指數可以分成三個等級：低（從 1 至 55）、中（從 56 至 69）及高（從 70 至 100）

† 升糖負荷值可以分成三個等級：低（從 1 至 10）、中（從 11 至 19）及高（20 及以上）

表 4.2　一些食物的營養價值

飲料	份量（公克）	份量	熱量	*升糖指數	†升糖負荷	碳水化合物（公克）	糖（公克）	糖（茶匙）
龍舌蘭蜜	12	2 茶匙	40	27	3	12	12	3
帶皮蘋果	120	1 顆中型蘋果	65	38	6	16	12	3
胡蘿蔔	72	1 根大紅蘿蔔	30	47	3	7	3	3/4
腰果	28	30 毫升	160	25	3	13	2	1/2
玉米粒	150	3/4 杯	134	60	20	33	4	1
葡萄	120	1 杯	35	42	7	17	18	4 1/2
香草冰淇淋	50	1/4 杯	133	62	7	12	44	11
M&M's 巧克力	56	60 毫升	295	68	29	43	38	9 1/2
花生	28	30 毫升	164	14	1	6	4	1
水煮花豆	150	3/4 杯	230	39	1	3	0	0
爆米花	20	2 杯	110	89	12	13	0	0
烤馬鈴薯（帶皮）	150	1顆中型馬鈴薯	115	85	23	27	4	1
白米飯	150	1 杯	205	64	23	36	0	0
蔗糖（餐用砂糖）	10	2 茶匙	38	68	7	10	8	2
地瓜	150	3/4 杯	135	48	17	36	15	3 3/4
切片西瓜	240	1 杯	52	72	4	5	4	1

以下是一些關於表 4.1 及表 4.2 的重要資訊：

- 表格中的數值均為約略值。
- 蘋果和蘋果汁的差別：兩者的升糖指數差不多，但是一整顆蘋果的升糖負荷，大約只有八盎司蘋果汁的一半。這表示基本上蘋果和蘋果汁讓血糖升高的速度是一樣的，但從蘋果汁的升糖負荷來看，跟蘋果比起來，蘋果汁對你比較不好。蘋果汁的含糖量幾乎是一顆蘋果的兩倍，拿葡萄、柳橙與葡萄汁、柳橙汁相比，結果也差不多，所以，要吃就吃完整的水果。
- 一份地瓜含有三十六公克的碳水化合物，但只有十五公克的糖（三又四分之三茶匙），如果搭配奶油和蛋白質食物一起吃，就不會引起血糖大幅度上升。
- 安素沛力（Ensure Plus）含有二十二的高升糖負荷及五十公克的碳水化合物，而且這些碳水化合物都是糖的型態。安素的營養標示卻說它只有二十二公克（五又二分之一茶匙）的糖，因為主管單位並沒有要求營養標示表中的含糖量也必須把麥芽糊精算進去。事實上，安素含有大量的糖以及高升糖負荷。麥芽糊精的升糖指數是一〇七，這是很高的，甚至比糖還高。（關於「安素」的更多資訊請見第一〇三頁）。

- 龍舌蘭蜜（Agave Nectar）是一種甜味劑，一直被推廣為健康的食物。有人稱它為世紀作物，並在美國西南部廣為栽種。但我不認為它是健康食物。龍舌蘭蜜的升糖指數和升糖負荷之所以都低，是因為它的果糖含量占九成，只有一成是葡萄糖。我們前面提到，升糖指數和升糖負荷只根據食物中的葡萄糖含量而定。翻到第一三一頁，你就會發現糖裡面的果糖分子，比葡萄糖分子的問題還大，而且大多了。此外，龍舌蘭蜜中的濃縮糖比糖本身還多。所以，不要把這種東西放進你的口中，不管你是用吃的還是用喝的！
- 升糖指數低的食物，不代表就是健康食物。例如冰淇淋的升糖指數就屬於中度，而升糖負荷屬於低度，這是因為冰淇淋含有脂肪和蛋白質（兩種低升糖指數與低升糖負荷、並能穩定糖的東西），但是冰淇淋卻會抑制免疫系統，所以絕對不是健康的食物。

我認為攝取碳水化合物時，最重要的一點是注意它的含糖量。如果食物有營養標示表，那就很容易找到相關資訊；如果沒有，也有其他方法可以瞭解。我彙整了一些資源，列在本書第二八五頁供各位參考。如果你發現食物中含有八公克（兩茶匙）以上的糖，那就應該一次最多只吃一半。你也可以選擇其他食物，譬如全食物這種不需要營養標示的食物。

如果你想對升糖指數和升糖負荷有更多瞭解，請看第二八五頁的「相關資源」。我在本章中引用的資訊，就是從其中幾個網站查來的。

口服葡萄糖耐受試驗與替代方法

讀到這裡，我相信你已經瞭解我有多討厭食物中添加的糖了。那麼，我要問一個問題：醫生為了想要知道你是否有糖尿病、高血糖或低血糖，而要你食用少量的糖以供診斷，這是沒有關係的吧？我要斬釘截鐵地告訴你，錯！

除非沒有別的辦法確定你的狀況，否則不該使用口服葡萄糖耐受試驗。以下是這種試驗的標準程序：空腹十二小時，然後喝下七十五公克（約十九茶匙）的葡萄糖水。接下來四至六個鐘頭，醫生會每半個鐘頭測試你的血糖，同時問一下你的感覺。

這個試驗的目的，是要評估隨著時間過去，糖對你的身體會有什麼影響。如果血糖在試驗期間突然飆高，或一直維持在高濃度，那診斷結果就會是糖尿病或高血糖症，視血糖升高的幅度而定。如果血糖低於正常值，那診斷結果就會是低血糖症。

就我所知，沒有檢驗人員會在施行口服葡萄糖耐受試驗的同時，也檢查礦物質、膽固醇、三酸甘油脂或白血球數。但我認為這些因素都有助於判斷一個人是否健康，所以要是檢驗人員看一下這些因素，發現它們也不在正常值內，不知道會不會嚇一跳？果真如此，那他們要應付的問題就不只是口服葡萄糖耐受試驗了。由於身體是和諧運作的，我確定當葡萄糖耐受試驗的結果超出正常

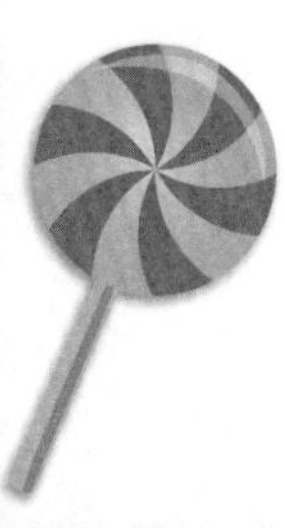

值時，一定有別的指標也不在正常值之內，不過只要把糖這個因素拿走，身體恢復平衡的速度，也會讓人感到驚奇。

除此之外，口服葡萄糖耐受試驗還有很多問題。

口服葡萄糖耐受試驗的問題

醫生會決定進行口服葡萄糖耐受試驗，通常都是因為病人不舒服，並表示出現類似糖尿病或糖尿病前期的症狀。因此，我敢說病人在接受試驗時一定會感覺更不舒服。已經不舒服的人，身體又受到糖的攻擊，病情一定只會更嚴重。

研究人員已經發現，心肌缺氧（流至心肌的血液不足引起的心臟疾病）的問題跟口服葡萄糖耐受試驗有關。有一項研究是以沒有高血壓或心臟病的健康年長婦女為受試對象。在接受口服葡萄糖耐受試驗期間，受試者的血液含氧不足，無法將血液順利地送到心臟——不過我猜不管找哪種人來測試，結果應該都差不多。[1]

另一個問題是，口服葡萄糖耐受試驗未必能提供可重複驗證的結果。一項

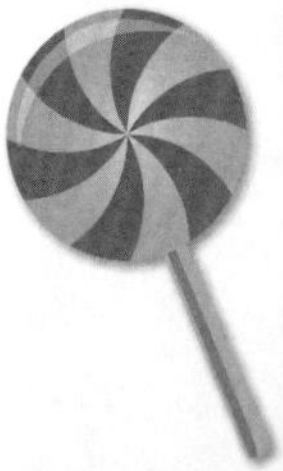

針對二百一十二位華人男女所做的研究顯示，醫生在一星期內對同一位病人做兩次葡萄糖耐受試驗，卻只有百分之六十五・五的人得出同樣的結果。[2]

此外，會影響血糖值的糖種類很多，這項試驗也沒有考慮到人對各類糖的過敏反應。有些人可能對玉米、甘蔗或甜菜過敏。若試驗所使用的糖只有一種來源，而病人剛好對它過敏，那就可能影響到試驗的結果。若病人對玉米過敏，以玉米製成的葡萄糖就可能導致血糖飆高，但若用的是其他原料製成的葡萄糖，可能就沒有這麼劇烈的反應。[3]

有些病人會在葡萄糖耐受試驗期間或之後出現一些副作用，包括暈眩、嘔吐、胃痛或嚴重的頭痛。有些病人跟我說，他們每次做完葡萄糖耐受試驗後感覺都不太一樣。[4]

其實有別的選擇

還有幾種非侵入性的檢驗，可以檢查是否有糖尿病、新陳代謝症和其他跟糖有關的疾病，都是在使用口服葡萄糖耐受試驗之前應該優先使用的方式。首先是空腹血糖測試。要做這項檢查，必須禁食十二個鐘頭後再抽血。若血糖值在 99 mg/dl（每分升的血含九十九毫克的糖）或以下，就屬正常（一分升為十分之一公升）。血糖值在 100 至 125 mg/dl 為糖尿病前期，而飆高到 126 mg/dl 以上就是患有糖尿病。這種檢驗不見得絕對正確，因為有些人空腹檢查時血糖值正常，過一段時間血糖才飆高，這樣空腹檢查就無法得到正確的結果[5]。不過如果能與其他檢驗方式併用，這個方法就是很有效的指標。醫生也可能建議做糖化血紅蛋白檢測（亦稱 A1C 檢測），這項檢驗會追蹤檢查前二至三個月的平均血糖控制情況，檢驗本身則顯示三個月之內的身體變化。健康的人大約有百分之五的血紅蛋白是糖化的。所謂糖化血紅蛋白，是指血液中的糖與蛋白質異常結合，並導致身體出現各種問題。糖尿病患者的糖化血糖蛋白就比較高。醫生本來是用這種檢驗來當作糖尿病的管理工具，不過現在很多醫生都認為它也是很有價值的檢測工具。[6]

還有些醫生會建議驗血中胰島素。胰島素會調節各種細胞吸收糖的狀況，包括脂肪細胞。高血糖值（例如飯後的血糖值）會刺激胰島素分泌，低血糖會抑制胰島素分泌。在空腹時進行這項測試，可以診斷糖尿病，是因為空腹時血中胰島素高，表示胰腺太活躍了，連身體不需要時都還在分泌胰島素。醫生會告知病人檢查前需不需要空腹。

還有一種是尿糖測試，可以知道你的尿液中是否有葡萄糖存在。這是在試紙上塗滿對葡萄糖敏感的化學物質，再浸入尿液中。人體的尿液中通常不會有葡萄糖，除非血糖值非常高。因此，若某人的尿液中驗出葡萄糖，這個人就很可能有高血糖症，甚至是糖尿病。

研究人員也正在研究某些排出的氣體是否可以作為糖尿病的指標。若果真如此，就可以應用類似酒測儀的設備，只要請病人對著機器呼氣，就能檢測了。研究人員現在正在研究的氣體叫硝酸甲酯，這是健康的人會排出的氣體。研究人員發現糖尿病患的血糖過高時，這種氣體的數量就會激增。總之，最後必定會有利用呼氣就能進行的檢測方式。[7]

最後，幾乎全國各地的藥局都買得到居家血糖機，只要用小針刺一下手指或手臂，就能看到數值。或者，也可以先空腹十二個小時，驗一次血糖，接著照平常那樣吃一餐，過一個小時再驗一次，然後比較兩次的血糖值。要是結果異常（血糖機廠商應該會提供正常值的數據），那我會建議你立刻進行「飲食計畫（三）」（請見第二二八頁）。照計畫執行一星期後，再驗一次血糖，看自

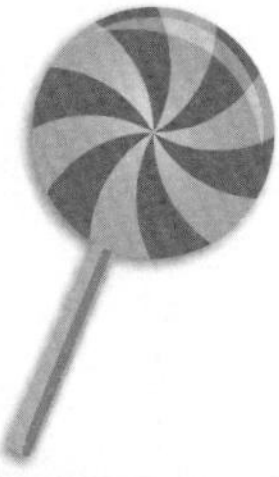

己有沒有進步。如果沒有，就應該去看醫生了。

以上這些檢驗方式都可以幫助你瞭解自己的身體，這樣不用進行口服葡萄糖耐受試驗，也能知道自己對葡萄糖的耐受程度。不過，凡事都有例外。如果用其他方法都沒有辦法確定你到底有沒有糖尿病、胰島素抗性或低血糖症，那你或許就得進行口服葡萄糖耐受試驗了，它能提供你所需要的資訊。不過我要再強調一次，若你或醫生覺得你有血糖問題，幫我一個忙，在做任何檢查前先進行兩個星期的「飲食計畫（三）」，並用身體檢測工具組來測試你對食物的過敏反應。很多人只需要不再虐待身體，身體就會有所回應。所以，事有輕重緩急，該做的事就要先做。

結論

這是你可以反覆參考的一章，因為裡面提供很多讓你正確食用碳水化合物的資訊。選擇食物時最應該記得的兩件事是：吃全食物，還有選擇糖分最少的碳水化合物。

說到糖，下一章裡面就有很多糖，而且根本是滿出來了。所以，把你的湯匙留在抽屜裡，等你看完所有驚人的資訊再說——因為等你看完，你就不會想吃任何加了糖的東西了。

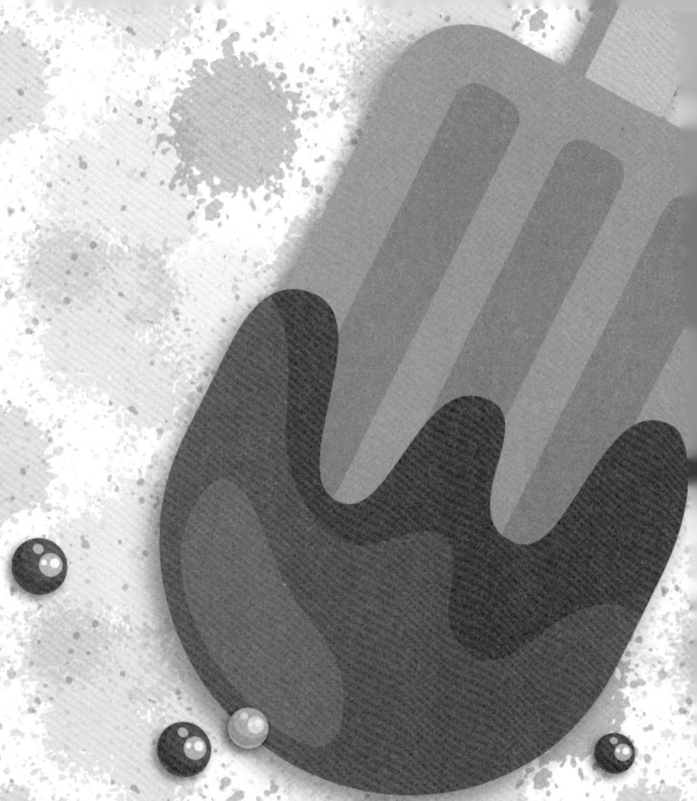

第五章
糖與食品

這一章要談的是我們放入口中、但身體並不喜歡的食物和飲料。我們的大腦會說：「給我，給我！」而身體會說：「我不需要這個！」最後往往是大腦得逞，害得身體失去健康與舒適。

列在我們放進口裡的壞東西清單上第一名的就是飲料。飲料給了我們太多的熱量，不過等你看完這章後，你會發現這種東西（主要就是糖水和化學物質而已）除了熱量之外，還給了我們許多身體不需要的東西。

安素（Ensure）也是熱量很高的飲品。有些人把安素當作代餐來吃。這種東西的廣告說它是健康的飲品，含有很多維生素和礦物質。廠商忘了告訴我們，它裡面還有很多的糖，會干擾身體的化學作用，並破壞原有的營養價值。你還會發現安素的製造商還生產了一種產品，依規定是不需要在「營養標示」中列出產品裡含有多少的糖。

我們會在很多加工食品裡加糖，即使那些食物本身就是甜的了。我們不只忘了食物原本的味道，也讓最後的產品變得很不健康。這一章會教你分辨，產品裡有多少天然糖分，又有多少添加糖。

玉米本來是一種健康的食物，可是人類把大部分玉米做成玉米糖漿，而玉米糖漿又是身體很難處理的東西。我個人認為，玉米糖漿拿來當汽車燃料，會比當食物的甜味劑更好。

巧克力含有抗氧化劑，因此未加工過的巧克力是很健康的食物，可惜經過加工，就失去了部分營養，再添加糖，身體就無法利用純巧克力中的健康抗氧化劑了。

本章也會討論到糖化最終產物，這是我們太常吃糖，而血液又沒有時間將糖送到細胞或肝臟時，身體所製造的有害物質。

請繼續看下去，瞭解這些含糖物的特性。

飲料的恐怖真相

不管你是叫它軟性飲料、氣泡飲料、汽水、蘇打或碳酸飲料，這種飲料裡面都添加了很多的糖。事實上，那裡面的糖都是另外添加的（關於添加糖的討論請見第一二三頁）。如果那種飲料是用糖做的（不是無糖的），而且容量是三百五十毫升（大部分的易開罐飲料都是這種容量），那你很可能每次就吃進約十匙的糖。還有很多非酒精飲料裡面也有很多糖。這一節將會解釋這些飲料裡面有什麼，以及這些東西會如何影響身體。

驚人的量

二〇〇五年，美國人一年平均喝掉一百三十三公升的一般軟性飲料（含糖，非無糖飲料）及三十公升的果汁[1]（註：「軟性飲料」在此專指汽水，我將其他加糖飲料放入另一個類別）。三百五十毫升的蘋果汁、葡萄汁或柳橙汁（鮮榨、罐裝或冷凍）與一罐三百五十毫升的汽水含糖量相同。我們來算算看，一百三十三公升的汽水加三十公升的果汁，總共就是一百六十三公升的飲料，而一公升等於一千毫升，換算下來，以易開罐的標準容量來說，等同每人每年要喝掉四百六十六罐的汽水和果汁，而且其中三百七十九罐是一般軟性飲料（汽水）。

此外，無糖汽水本身雖然沒有糖，但廠商用了人工甜味劑讓它有甜甜的味道，而美國人每人每年平均喝掉一百七十一罐的無糖汽水[2]，所以我們每人每年總共喝掉六百三十七罐易開罐的汽水（一般或無糖）或果汁。

另外還有三種含糖的非酒精飲料。第一種是果汁飲料，這跟純果汁不一樣，因為這是由少量果汁和大量的糖製成的。第二種是英文結尾是「-ade」的飲料，泛指以水、果汁和甜味劑製成的東西，例如運動飲料開特力（Gatorade）或檸檬水（lemonade）。第三種是不含酒精的雞尾酒飲料，例如瑪格麗特調味汁（margarita mix）。這三種飲料加起來，美國人每人每年可以喝掉五十三公升。[3]

下面這些例子就可以讓你知道一些非酒精飲料中的含糖量。一份二百三十五毫升的水果酒含有三十公克（七又二分之一匙）的糖。每份二百三十五毫升的開特力含有十四公克（三又二分之一匙）的糖。每一百二十毫升的瑪格莉特調味汁含有二十四公克（六匙）的糖，比一百二十毫升可口可樂的含糖量還高。

再回來談汽水。每罐汽水裡的糖或高果糖漿含量依品牌而有所不同。一罐易開罐汽水（及果汁），平均至少含十匙的糖，而這還算是含蓄的說法。

所以，為什麼不該喝汽水？我們就從這個事實說起：每年喝汽水達平均值

（也就是一年喝下三百七十九罐易開罐汽水）的人，就等於每年多吃下三千七百九十匙的糖。

我說飲料會慢慢損害你的身體，甚至有可能害死你，這話你確實不該盲目相信。那麼我們來看證據。二〇〇四年，美國小兒科學會在它的期刊《小兒科》裡做了政策宣示：「小兒科醫生應該努力將含糖飲料趕出校園。」眾多醫生都認為肥胖以及含糖飲料取代了普遍存在於全食物及牛奶中的營養素，是這項政策出現的主要原因。[4]

美國小兒科學會的這項政策，理論上所有小兒科醫生都必須遵守。我們來看一下學會做此決定時，採用了哪些資料。兒童每多喝一罐汽水，身體質量指數和肥胖風險都會增加（衡量了生活型態、居住地點及飲食方式等因素）[5]。而增加的原因據信是因為吸收了液態（汽水、果汁及其他不含酒精的飲料）的糖能量所造成的。[6]

我把這個概念簡化一下，或許能讓你更瞭解。一罐汽水的熱量平均是一百五十大卡，假設一般兒童要維持健康的體重及生活型態，每天應該攝取兩千大卡的熱量，那麼讓兒童每日攝取的熱量大於兩千大卡的每一罐汽水喝下去，都

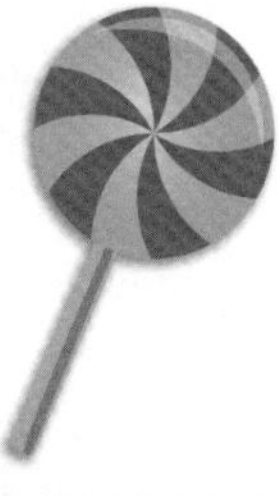

會讓兒童體重增加。所以，要是兒童每天喝一罐汽水，平均每罐汽水讓他多攝取一百五十大卡的熱量，那到了年底，這個孩子就會多胖七公斤。

你過重嗎？算算看！

身體質量指數（ＢＭＩ）是用身高及體重來計算體脂肪的方法，雖然它不會告訴你體脂肪的確切比例，但卻是特定身高的人要判斷體重是否屬於健康平均值的好辦法。很多醫生及營養師都會使用身體質量指數法，因為這種方法提供了一個很簡單的數字，讓病人知道自己的體重是過輕、正常、過重或病態性肥胖，也讓醫護人員藉此瞭解病人可能存在的問題。

計算你的ＢＭＩ！

想要知道你的ＢＭＩ值落在哪裡嗎？把你的身高和體重帶入以下公式，算一下就知道了。

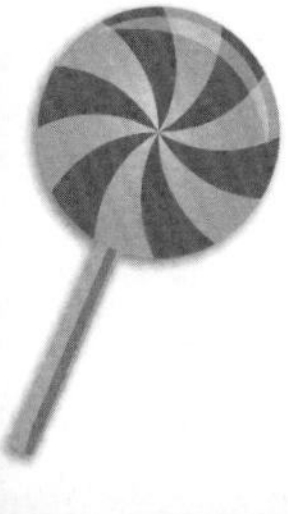

ＢＭＩ值代表什麼呢？如果你的ＢＭＩ值：

- 低於一八．五：體重過輕。
- 介於一八．五至二四．九之間：正常體重。
- 介於二五至二九．九之間：體重過重。
- 高於三〇：病態性肥胖。

$$\frac{\text{體重（公斤）}}{\text{身高（公尺）}^2} = \text{BMI}$$

如果不想自己算，也可以到美國國家心肺血液研究所的網站去，他們會幫你算出來。（網址請見「相關資源」第二九三頁；台灣的讀者可至行政院衛生署「健康九九網站」，網站上也有提供自動計算ＢＭＩ的線上健檢服務。）

就算無糖也還是不好

若前面的資訊還不足以讓你不再喝汽水和果汁，或許我們應該更仔細看一下一般飲料的成分，看還有什麼東西會害死你。汽水的成分通常是碳酸水（含二氧化碳的水）、甜味劑、磷酸、人工香料及天然香料、乳酸、咖啡因及防腐劑。我們就把這份清單簡化成碳酸水、甜味劑和化學物質好了。

除了糖和甜味劑之外，磷酸是第三號危險份子，這也是為什麼就算只喝無糖飲料也不安全的原因。飲料廠商在飲料中添加這種化學物質，是為了讓碳保留在碳酸水中，等到飲料罐「砰」地一聲打開來時，才將這種氣體釋放出來。科學告訴我們，吃進磷酸，就會把磷帶進血液裡。

我剛剛有提到鈣磷比嗎？沒有？很好，那你看仔細了。通常人吃糖時，體內磷的數量會下降，鈣的數量會上升，可是這些礦物質只會在一個固定的比例下運作，而且這個比例永遠不會改變。我們前面說過，礦物質要在相互作用下才能發揮效用，這就是一個很好的例子。鈣變多，磷變少，就表示有很多鈣沒有磷跟它配合，只能待在那裡無所事事。身體不接受怠工的礦物質，會把這些礦物質視為毒素。許多影響牙齒、關節、眼睛和血管的斑塊（plaques），通常主要的成分就是沒有作用的鈣。

這樣說來，在含糖食物中加入磷來抵銷吃糖的後果，似乎是很合理的作法。例如，喝罐汽水就能把磷的數量再拉上來，這似乎是個不錯的辦法。可是血液中的磷太多，也會對健康產生不良的影響。如果你認為喝罐汽水可以抵銷你剛剛吃的那塊巧克力蛋糕，別忘了，那罐汽水裡除了磷之外，還有糖、咖啡因和其他化學物質，這些東西都會以不同的方式抑制免疫系統，讓你生病。

磷酸是讓人提心吊膽的化學物質，它會提高磷的數量，改變人體的酸鹼值，所以它是高酸性食物，而酸性也是身體的一大壓力。磷酸碰到體內組織算是重傷害，就跟電池酸液濺到皮膚的效果一樣。在高酸性的環境中，大部分的免疫系統都會罷工，這也是讓人生病的強大因素。

很多汽水都含有２－乙醯－４－四羥丁基咪唑（2-acetyl-4-tetrahydroxybutylimidazole），因為這個字太拗口了，通常都縮寫為ＴＨＩ。可樂類的汽水呈焦糖色，就是因為有這種東西。ＴＨＩ本身就會抑制免疫系統，或許是因為消化系統沒有辦法將ＴＨＩ分解成身體能利用的物質。因此，免疫系統就會啟動防衛機制，幫助身體把ＴＨＩ趕出去。事實上，澳洲研究人員曾建議用ＴＨＩ來治療關節炎或狼瘡等自體免疫疾病，因為這些疾病就是免疫系統過度反應引起的。免疫系統過度反應，就會變得太活躍，而用ＴＨＩ來壓抑免疫系統，或減緩免疫系統的動作，目的是要讓免疫系統正常運作。可是對症下藥去解決狼瘡或關節炎的病因，似乎是比吃ＴＨＩ更合理的辦法，因為壓抑免疫系統會導致其他問題，譬如讓你更容易生病。

研究人員還建議在移植手術時使用ＴＨＩ，以防止器官產生排斥反應[7]。進行移植手術時，免疫系統會過度反應，因為它想驅逐外來的入侵者（移植進來的器官）。使用ＴＨＩ則能壓抑免疫系統，希望能讓移植器官在體內好好生長。

這些研究人員的建議正好讓我拿來這裡當作證據，畢竟大部分的人都不希望自己的免疫系統受到抑制。

飲料的其他用途

許多非酒精飲料除了飲料的用途之外，據說還有很多用途——會讓連無飲

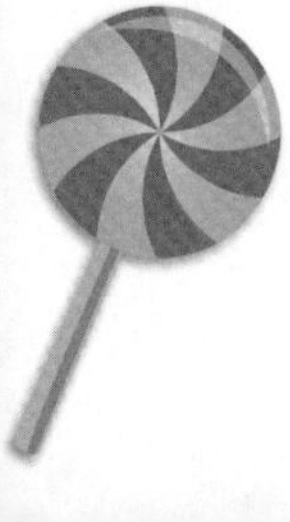

料不歡的消費者聽到都會害怕的用途——主要就是因為其中含有磷酸。據說可口可樂就是極佳的工業用清潔劑，事實證明它可以順利清掉馬桶和引擎零件上的油漬和礦物質沉積物。

嘿，各位飲料消費者，你喝的是工業溶劑，你覺得安全嗎？

另一個關於飲料的傳言，是印度拿飲料來當作殺蟲劑使用。倫敦知名報紙《衛報》（The Guardian）曾經報導，印度農民用不同的飲料來殺蟲，以取代較貴的殺蟲劑。這篇報導很短，也沒有解釋飲料中的哪種成分可以除蟲，不過我想磷酸應該可以順利達成這項任務。

最高指導原則

大部分反對飲料的資料說的都是含糖飲料，但無糖飲料，尤其是含有阿斯巴甜（一種人工甜味劑）的飲料，也有負面的作用。研究人員通常在最後才會順便拿無糖飲料來實驗，並發現身體的化學物質產生類似的變化，肝臟受到的衝擊甚至更大[8]。阿斯巴甜不是天然食物，所以肝臟得設法將它轉變成人體可以代謝或排除的物質。

我要再三呼籲，不要再喝汽水、軟性飲料、運動飲料、果汁、果汁飲料、雞尾酒，以及英文字尾是「-ade」的飲料了！若想要滿足對那種甜味的渴望，就吃完整的水果！

飲料既是主要的糖分來源，在糖癮問題上也是一個嚴重的問題。如果你的問題是嗜喝飲料或有糖癮，那麼「食癮無名會」及「食癮復原無名會」應該幫得上忙（請見「相關資源」第二九〇頁）。

「安素」絕對不等於安心

蔗糖、玉米糖漿、麥芽糊精都是不同形式的糖，也都可以在安素的成分表中找到。安素是美國亞培公司生產的「健康」飲品，主要是給手術後或病後復原中、無法消化全食物的老人飲用。有些人不只把安素當代餐，也當作餐與餐之間的飲品，以補充熱量。我覺得把安素當代餐是件匪夷所思的事，食品藥物管理局或聯邦貿易委員會實在應該因廣告不實而勒令這項產品下架才對。如果

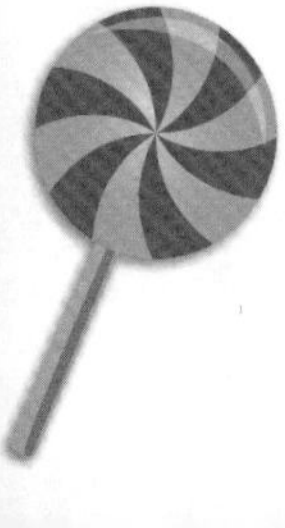

你很疑惑為什麼我有這麼強烈的反應，請繼續看下去，以瞭解安素的真相。

標示會騙人

我前面是不是說過，有些廠商會把產品中的糖分開來，以各種甜味劑的形式寫在食品標示上，製造總含糖量低於實際含量的假象？舉例來說，安素標示的前四種成分是水、糖（蔗糖）、玉米糖漿和麥芽糊精（一種精製的玉米澱粉）。安素把水列在第一位，顯然是認為水是安素最主要的成分，然而接下來三項依序就是蔗糖、玉米糖漿和麥芽糊精，這些都是不同形式的糖。顯然這項產品中含有很多的糖。

一瓶二百三十五毫升的「標準安素」（Regular Ensure）含有四十公克（十匙）的碳水化合物。該公司也生產一種叫「安素沛力」的飲品，每瓶含有五十公克（十二匙半）的碳水化合物。這實在讓人越看越糊塗，因為「標準安素」的標示說每瓶只含二十二公克的糖（蔗糖），另外十八公克則是從麥芽糊精來的（我們會在下一節中進一步討論麥芽糊精）。這麼說來，安素和安素沛力中的碳水化合物，都是從糖來的。另一方面，一罐三百五十毫升的可口可樂也有

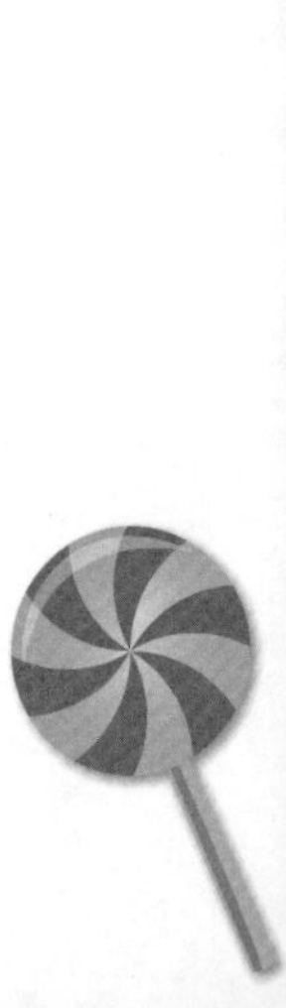

四十公克的糖。所以我們要搞清楚這一點：這種「健康」的代餐飲品和不健康的汽水含有等量的糖，可是這種「健康」飲品裡的糖，是存在於比後者還要濃縮三分之一的溶液中？換句話說，如果你喝的是等量的安素和可口可樂，安素還會讓你吃下一點五倍的糖。是哪個搞笑的傢伙把這種東西跟「健康」這兩個字勾上邊的？就算只考慮安素裡的蔗糖成分好了，每瓶安素還是有五匙半的糖，這樣的含糖量也比一罐二百三十五毫升的飲料還要高。這種基本上應該叫做糖水的飲品，怎麼可以當作健康代餐呢？

安素也含有維生素和礦物質，或許這就是他們宣稱「能提供完整均衡的營養，幫助你保持健康與活力」的原因。這一點讓我很擔心，因為我經常看到老年人在超市裡買這種東西。他們在推車裡擺滿了安素，卻不知道這其實是很不健康的產品。

四大成分

我們再回頭看一下安素的四個主要成分，瞭解為何它所宣稱的「健康」與「活力」其實跟產品本身是相衝突的。

- **水**。我找不出水的壞處——不過大多數人都住在文明的地方，水會經由水管直接送到家裡來，或許只需要稍微過濾一下就很健康了。也因此，當我們買的產品含有水時，感覺就好像我們得為那些水付出遠高於水龍頭和濾水器的價錢似的。

- **糖**。正如這本書會讓你瞭解的，糖會對你的身體做出可怕的事來，主要是因為糖是酸性食物，會逼身體把礦物質從血液中拉出來，以緩和酸性的衝擊。一旦這些礦物質被調走，各種礦物質之間的關係就會改變，也因此抑制免疫系統，最後引發糖尿病、癌症、新陳代謝症候群以及許許多多本書稍後會討論到的疾病（請見第六章）。

- **玉米糖漿**。玉米糖漿跟糖引起的許多疾病都有關係，例如糖尿病、心臟病及癌症等。不過整體而言，各種混合方式的玉米糖漿比一般糖對於肥胖有更嚴重的影響。這是因為它的高果糖成分會在肝臟中分解，並直接轉成脂肪。飲料中也會添加玉米糖漿（有時稱為高果糖糖漿），因此跟肥胖密切相關。

● **麥芽糊精**。麥芽糊精是一種碳水化合物，通常是由精製玉米澱粉製成，不過也可以用玉米或稻米來做。它的升糖指數高達一百，主要是因為它分解得很快。升糖指數是計算單一食物讓血糖值上升的速度。升糖指數在五十五（含）以下的食物才算是低升糖食物。血糖只要一增加，人體就必須分泌胰島素來讓血糖回復體內平衡的狀態。麥芽糊精的升糖指數是一百，這表示麥芽糊精會讓胰島素快速且大量分泌。我在網路上查看麥芽糊精的資訊時，經常看到上頭寫著要糖尿病患在食用前向醫生確認，我認為這就是一個警訊。不管有沒有糖尿病，任何人在吃下或喝下含大量麥芽糊精的東西前，都應該好好想一想。有些認真的運動員喜歡喝運動飲料以及其他含麥芽糊精的飲料，因為這些飲料會讓血糖快速增加，立刻增強活力。至於其他人最好不要喝含有麥芽糊精的飲料，因為我們不需要讓血糖在短時間內飆高。若血糖經常飆高，時間一久就會出問題。麥芽糊精也被拿來當作填充劑，食品公司拿這種便宜的食品來跟產品混合，好讓裝產品的箱子、盒子或罐子看起來滿滿的，這樣他們就不需要用較貴的食品了。麥芽糊精還可以拿來當作防腐劑。這樣聽起來

它的功能還挺多的，應該算是好東西吧？並不是。我們吃進身體的糖和防腐劑越少，對身體越好。

不論把哪種甜味劑列在前面，這類東西都會讓身體的化學作用失去平衡。我的看法是，只要跟糖一起吃下去，不管補充什麼維生素和礦物質（譬如安素裡面那些）都沒有用。不過很多醫生都不認同這種前提，這也是安素和其他類似成分的產品可以宣稱「健康」的原因。普遍的想法是這些飲品中有維生素和礦物質，而產品中的糖不會影響到這些維生素和礦物質的吸收。因此，大家就認為這種飲品是健康的——要等到這種觀念改變，且糖對身體化學作用的影響更廣為大眾所接受，才能扭轉這種現象。想到這裡，我就興奮地顫抖，只不過我的美夢至今還沒有成真。

要瞭解這種液體代餐，只要想像你把一顆綜合維他命配著汽水喝下去就可以了。從健康的角度來說，這不是好事，不過從賺錢的角度來說，這簡直就是天上掉下來的禮物。一公升的安素售價大約是五美元，而等量的汽水只賣一美元，你只要再加上綜合維他命的費用（價格不一），就可以買一份代餐了。很多速食店都有可無限續杯的飲料吧，所以總有辦法可以讓你的甜死計畫單位成本降到最低。至少一般汽水不會宣稱自己是健康的。

另一種代餐：靜脈注射營養

我剛剛提到，安素也被當作是老年人手術或病後復原期的代餐，這又讓我想到另一個我也很擔心的問題——靜脈營養針，也叫做「全靜脈營養輸注」。病人在醫院或在家裡都可以使用這種方法。人在手術後或病後，消化系統尚未回復正常運作時，醫生會讓他打靜脈營養針，通常會打一、兩天，不過有時候也會持續一星期或更久。這種代餐混合了糖水、氨基酸、維生素、礦物質及其他營養補給品，有時還會加上脂肪酸和藥物。在病人的消化系統恢復運作之前，這是唯一取得營養的方法。

要在靜脈注射的點滴裡加糖的理由，是為了熱量，可是大部分的人幾天不攝取熱量也沒什麼大礙。糖尿病患者在打點滴時就不加糖，為什麼其他人就不能比照辦理？

人在生病時，身體的化學作用已經受到干擾了，手術或生病後更是需要所有可能的助力來讓身體復原，不需要糖再來壓抑免疫系統。免疫系統必須為我們所用，而不是與我們為敵。

如果你必須動手術，請在計畫階段就先跟醫生討論不要在靜脈營養針裡加糖，而不是到了手術的前一刻才提起這件事。我相信，少了糖，你會對手術結果或病後的復原情況更滿意。不要在靜脈營養針裡加糖，病人只需要開口跟麻醉醫生要求就可以了。

小安素——寶寶的安素

亞培公司還生產了一種給嬰兒及兒童喝的產品，叫「小安素」(PediaSure)。我急著想知道一瓶小安素裡有多少糖，就上小安素的網站去看。結果我在上面找到的資訊，頂多只說小安素「提供完整均衡的營養，讓孩童更健康」。廠商把產品成分列在網路上，包括碳水化合物的含量——可是並沒有糖。於是我又到商店裡去找一瓶來看。結果當然也一樣，沒有把含糖量列出來。(請見圖5.1)

我可沒這麼容易放棄。我又打了這家公司的免付費電話，跟客服專員談了一下。我問她為什麼瓶子和小安素的網

USE UNDER THE SUPERVISION OF A DOCTOR

NUTRIENTS per 8 fl oz (237 mL)

ENERGY	237	Cal	L-CARNITINE	4	mg
PROTEIN	7	g	TAURINE	17	mg
FAT	9	g	WATER	200	g
CARBOHYDRATE	31	g			

VITAMINS

VITAMIN A	380	IU	VITAMIN B_6	0.62	mg
VITAMIN D	120	IU	VITAMIN B_{12}	1.4	mcg
VITAMIN E	5.4	IU	NIACIN	2.4	mg
VITAMIN K	14	mcg	CHOLINE	71	mg
VITAMIN C	24	mg	BIOTIN	45	mcg
FOLIC ACID	71	mcg	PANTOTHENIC ACID	2.4	mg
THIAMINE (VIT. B_1)	0.64	mg	INOSITOL	19	mg
RIBOFLAVIN (VIT. B_2)	0.50	mg			

MINERALS

SODIUM	90	mg	MANGANESE	0.36	mg
POTASSIUM	370	mg	COPPER	0.24	mg
CHLORIDE	240	mg	ZINC	1.4	mg
CALCIUM	230	mg	IRON	3.3	mg
PHOSPHORUS	200	mg	CHROMIUM	18	mcg
MAGNESIUM	47	mg	MOLYBDENUM	8.5	mcg
IODIDE	23	mcg	SELENIUM	7.6	mcg

ROSS PEDIATRICS

© 2005, 2006 Abbott

U.S. Patents 5,908,647 and 6,066,344

#58058 31125 FAN 8081-02

ROSS PRODUCTS DIVISION
ABBOTT LABORATORIES
COLUMBUS, OHIO 43215-1724 USA

圖 5.1 小安素的英文標示

站上都沒有列出產品的含糖量，對方告訴我小安素屬於藥類，因此不需要標示含糖量，不過其他成分確實都列在產品的營養標示表中，也就是會印在所有人工食品包裝背後的那張表上。不過這個客服人員還不錯，告訴了我小安素裡有多少糖：一罐二百三十五毫升的巧克力口味小安素，有三十一公克的碳水化合物（其中二十四公克是蔗糖，等於六匙的糖）。為什麼小寶寶要吃巧克力？為什麼我們不能餵寶寶嬰兒食品和加水稀釋的果汁（四分之三的純水加四分之一的蘋果汁、柳橙汁或葡萄汁）？產品中另外七公克的碳水化合物則是來自麥芽糊精。對方告訴我：「我們認為蔗糖才是糖。」那表示就算沒有麥芽糊精，給寶寶和兒童喝的小安素裡，還是有二十四公克的糖，那比安素的糖含量還要多。為什麼要讓我們的孩子那麼小就開始吃糖和巧克力？

含糖流質餐的替代品

我們已經確定代餐並不健康，但有人會說：「好極了！可是我還是無法吃固態食物，又需要多一點熱量，那我該怎麼辦？」因此，我想出了一些飲食建議，讓你可以拿來取代安素或其他含糖飲品。

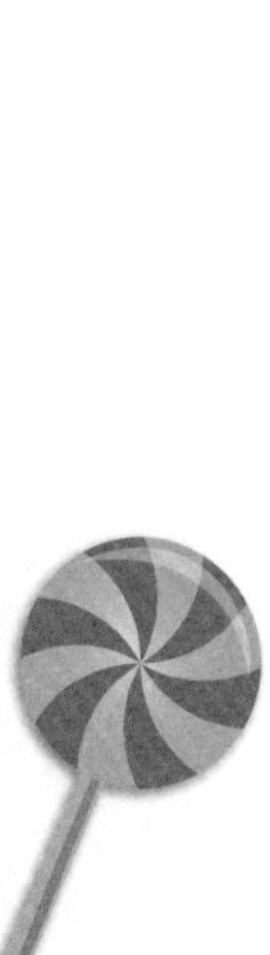

- 嘗試不同品牌的嬰兒食品。比納公司是一家不在產品中添加糖或鹽的公司。嬰兒食品很容易消化，如果你需要增加體重，就選擇熱量最高的食物，也可以挑選其他嬰兒食物讓飲食多一點變化。有消化問題的人，不管是大人還是小孩，都可以從嬰兒食品中得到更多熱量（更多關於比納公司的資訊，請見「相關資源」第二八六頁）。
- 自己磨水果泥。可以一次磨多一點，冷藏可以保存三天。如果是糖尿病前期、糖尿病、低血糖或癌症患者，或有酵母菌感染，在病情受到控制前，我不建議吃水果，因為水果的糖分太高了。
- 將蔬菜烹煮後磨成泥。如果為了方便，想用冷凍蔬菜，就這麼做吧。加點奶油和一點點鹽，用多種蔬菜混合在一起，讓口味多一點層次。別忘了，香草和香料也有助於刺激味蕾。這類蔬菜泥一樣可以保存三天。
- 在賣場的罐頭食品區和冷凍區找一下，各家店賣的東西會不太一樣，但幾乎都有罐裝的南瓜泥。不過，應該盡可能優先選擇冷凍的蔬果，其次才是罐頭食品。

- 照平常一樣煮牛、雞、羊、火雞等的絞肉，然後磨成泥跟蔬菜泥拌在一起。
- 將馬鈴薯或地瓜煮熟壓成泥，加點奶油。把兩者均勻混合也能有不同的口味。

最後要強調的一點是，真正的食物是無可取代的！

烤熟的鴨子飛了

一九一二年，一個叫梅納的法國人發現有些食物之所以會在烹煮時變色又變硬，是因為食物中的葡萄糖和蛋白質產生化學結合，這種反應後來就被稱為「梅納反應」。梅納稱這種梅納反應的產物為最終糖化蛋白或糖化最終產物。

梅納反應產生糖化最終產物

梅納反應是指在烹煮的過程中，高溫會將葡萄糖與蛋白質分子結合，讓土司變褐色，讓牛排變硬。梅納發現這種聚合改變了蛋白質的結構，而這種新的食物結構在體內有可能引起消化、吸收及代謝上的問題。

除了燒烤和油炸外，許多食物在業者加工階段，都會經過高溫處理。食物遇到攝式一百二十度以上的高溫，糖化最終產物就會迅速增加，表現

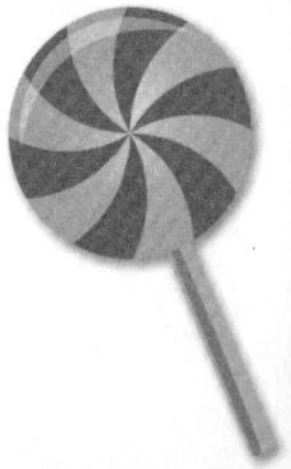

在外的就是食物的褐變。這些食物可能很香濃美味，讓人很喜歡吃。最近五十年來，許多食品業者就看準這一點，大量增加加工食品中的糖化最終產物，有時甚至加入人工合成的糖化最終產物。[9]

糖與糖化最終產物

研究人員證明，當血糖升高並一直維持在高濃度時，人體內也會發生同樣的反應（糖與蛋白質異常結合），而這種反應與加熱或褐變沒有任何關係。

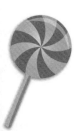

我前面說過，美國人每人每年平均吃下超過六十三公斤的糖[10]。這些超量的糖可能會讓一些人的血糖一直維持在高檔，而且人數遠多於以前我們沒吃這麼多糖時。一天到晚吃糖的人，血糖永遠沒有機會回到體內平衡的值，就算降下來了，也不會維持太久。當我們的血液和血球總是充滿糖，一刻不得閒，糖就會以非酵素性的方式與蛋白質結合。這句話聽起來或許沒什麼，但其實很恐怖。正常的程序應該是人體內的糖以酵素催化的方式與蛋白質結合，形成對人體運作很重要的糖蛋白。

所有活組織中的這類化學反應，都在嚴格的酵素控制下，遵照一絲不苟的代謝程序進行。酵素把葡萄糖和蛋白質結合在一起時，是為了特定的目的、於特定的地點、在特定的分子裡進行。舉例來說，這些糖蛋白可以強化由蛋白質組成的細胞壁。身體將正常的糖蛋白轉成酵素、肌肉組織、肌腱及其他生命所必須的肌肉結構，其中某些酵素產物又負責生成糖蛋白，於是形成一個循環。有些糖蛋白則在血液中擔任保護及潤滑的任務。

糖和蛋白質本來是不應該以非酵素方式結合的。要是發生這種情況，兩者結合的產物就跟在高溫下褐變的蛋白質所形成的產物一樣，也就是糖化最終產物。這種狀況會永久改變蛋白質的分子結構，並因此改變糖化最終產物在體內運作的方式。此時蛋白質就成了身體的毒素。

糖化最終產物與疾病

身體不喜歡毒素，就會向免疫系統求救，以把毒素趕出去。時間一

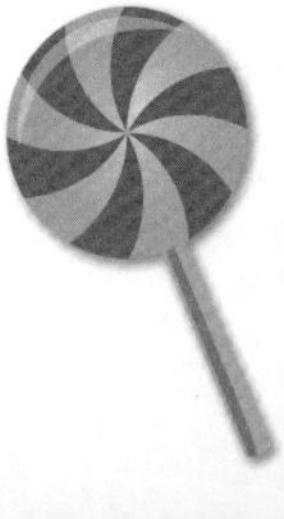

久，免疫系統疲累了，力量就慢慢衰退。這種變化剛開始可能只是引起輕微的不適或功能失常，例如過敏、高血壓或頭痛，接下來就可能轉成心臟病、癌症或糖尿病等特定疾病。

糖化最終產物的特性是含有褐色或螢光色素，並可能跟許多老化併發症有關，例如動脈硬化、高血壓、黃斑部病變（眼球中央的視力衰退，最終可導致失明）、關節僵直、風濕性關節炎、阿茲海默症、白內障及糖尿病。[11, 12, 13, 14, 15]

美國糖尿病學會在舊金山所開的年度大會上，曾發表過一篇研究，顯示吃褐變的食物也會引起心臟病、中風及神經損傷。

科學家很多年前就知道，蛋白質不加水和糖一起烹煮，可能會產生有損身體組織的糖化最終產物。加水一起煮食，能防止糖和蛋白質結合，不至於形成這些有毒的化學物質。

糖尿病患的神經、動脈及腎臟都很可能產生病變，因為體內的高血糖會明顯加速產生糖化最終產物的化學反應。[16]

有些研究顯示素食者會比葷食者累積更多的糖化最終產物。這些人雖然不會從肉類中吃到蛋白質，但他們通常會吃大量的水果。水果的含糖量越高，素食者體內累積的糖化最終產物就越多。[17]

有充足的資料顯示，菸草的煙也是產生糖化最終產物的源頭。在美國生產的菸普遍會添加糖，而菸草本身本來就含有少量的糖，所以到底是糖引起糖化最終產物，還是菸草的煙？或者兩者都有？

香菸的煙經由肺被人體吸入，會從而加重身體必須負擔的糖化最終產物，也會導致更高風險的心臟病、癌症及其他已知跟抽菸有關的疾病。[18]

如何減少糖化最終產物

不加水的烹煮方式會造成糖與蛋白質結合，形成糖化最終產物，所以理想上，烘焙或燒烤這種會產生糖化最終產物的烹調方式，應該受到嚴格限制，並多多鼓勵以蒸煮的方式來處理食物。根據這些研究發現，褐變的食物，譬如餅乾、麵包皮、烤肉，甚至是咖啡豆，都可能會增加神經損

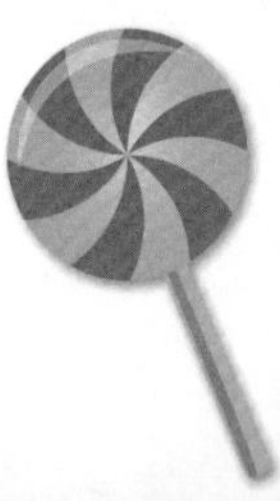

傷，尤其是對本來就特別容易受影響的糖尿病患來說。

試圖以藥物來控制與糖化最終產物有關的疾病，在人類身上一直不怎麼成功[19]。我個人認為科學界想要用一顆藥丸來讓吃太多加工食品或糖的人停止產生梅納反應，實在是太異想天開了。誰知道這種藥丸會有什麼副作用？[20]

食品科學家仍在繼續努力，想要找到減緩或停止加工食品產生梅納反應的辦法，不過其實最好的辦法就是盡量不要吃加工食物和糖。只要你能戒掉吃糖的習慣，我保證絕對不會有副作用。

另一方面，由於蒸煮的蔬菜、全穀類和豆類是加水一起煮的，裡面就不含大量的糖化最終產物。這當然也是我主張盡量不要加糖、盡量生吃或以蒸煮的方式來調理食物的原因。

站在烤肉台後面的烤肉大師可能會反駁，自從發現火以來，人類就用火烤食物、讓食物變褐色，這段歷史比起糖化最終產物成為議論焦點的時間還要久遠。還有些人可能會言之鑿鑿地指出，根據考古學的紀錄，跟梅納反應有關的疾病，是在人類開始炙烤食物很久之後才出現的。這兩種論點都是對的，事實上，這些疾病與歷史上另一個事件發生的時間點相吻合，也就是在現代飲食中加入糖的時間，而這一點並不讓人感到意外。

加工食品裡的糖不只一匙

每個加工食品上都有一張營養標示。現在你知道四公克等於一匙的糖，那你就知道圖 5.2 中（第一二四頁），一瓶蘋果優格裡等於有十一匙的糖。不過你無法分辨，有多少糖是本來就在優格裡，有多少是本來就在蘋果裡，又有多少是額外添加的。

所謂添加糖，是指在加工過程或在家裡烹煮時，另外加在食物裡的糖。直到二〇〇六年之前，這方面的資訊仍很難取得，而且直到現在，某些特定品項的資料還是一樣不容易拿到。幸好相關法規已經要求，未來廠商必須將這項資料列在營養標示內。每種食品的標示都必須列出產品成分。你可以從下面這張產品成分清單上看出蘋果優格含有高果糖漿，只是你仍然不知道含量有多少。

成分：含菌A級低脂牛奶、蘋果、高果糖漿、肉桂、肉豆蔻、天然香料及果膠。含活性優酪乳及嗜酸菌。

營養標示			
每一份量 227 公克（本包裝含 1 份）			
每份含量			
熱量 240 大卡		來自脂肪熱量 25 大卡	
		佔每日營養攝取量百分比*	
脂肪 3 公克			4%
飽合脂肪 1.5 公克			9%
反式脂肪 0 公克			
膽固醇 15 毫克			5%
鈉 140 毫克			6%
碳水化合物 46 公克			15%
膳食纖維（低於 1 公克）			3%
糖 44 公克			
蛋白質 9 公克			
維生素A	2%	・維生素C	4%
鈣	35%	・鐵	0%

＊ 每日營養攝取量之基準值為熱量 2,000 大卡，每人實際每日營養攝取量會依個人所需熱量不同而增減。

圖 5.2　蘋果優格的營養標示

你吃的糖有多少是天然的？

產品的營養標示標明添加糖的方式，毫無規範可言。你在標示中看到的含糖總量裡，有很多模糊空間，很容易讓人上當或混淆。消費者根本看不出來有多少糖是食物原本既有的，又有多少是廠商添加的。

根據貝茨維爾人類營養研究中心社區營養研究小組在一九九九年至二〇〇二年所做的調查，在美國，每人每年平均吃下近三十四公斤的添加糖，也就是每天吃下大約二十三匙的添加糖——毫無營養、只會干擾身體化學作用的四百六十大卡熱量。還記得嗎？每人每年平均攝取六十四公斤的糖（添加糖及天然糖），因此三十四公斤已經超過平均攝取量的一半了。

下列產品大多會使用添加糖：一般飲料（非無糖飲料）、糖果、派、果汁飲料、奶製甜點及奶製品（冰淇淋、甜味優格及甜味牛奶），以及穀類食品（蛋糕及餅乾）。

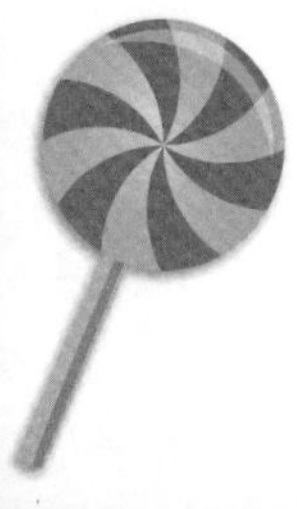

添加糖如何計算？

目前似乎沒有什麼系統性的方法可以區分添加糖與天然糖，所以一般就使用列在成分表中的糖，以及食品營養價值中的糖和碳水化合物的總量，來計算添加糖的量[21]。美國政府就是用這種方法來計算添加糖量，對大多數的加工食品來說也都是有效的方法。可惜政府並未拿有品牌的食品來計算，不過你還是可以知道許多食品中大概加了多少的糖。

此外，添加糖的計算還有一些奇怪的現象，只是都不算太嚴重。例如食品中的人工甜味劑並不列在添加糖之列。雖然甘露醇、山梨醇、木糖醇等糖醇必須列在產品成分表中，但也不列入添加糖計算。

糖醇是碳水化合物，主要由糖和澱粉製造而來，它們的化學結構部分像糖，部分像酒精，但不會讓人醉。由於糖醇不會被完全吸收，因此會在腸道裡發酵，導致脹氣或腹瀉。

糖醇最主要的用途是加在無糖口香糖裡。我認為廠商在食品中添加糖醇，是因為糖醇不必列在營養標示上。糖醇的熱量大約是糖的一半，但由於它不是

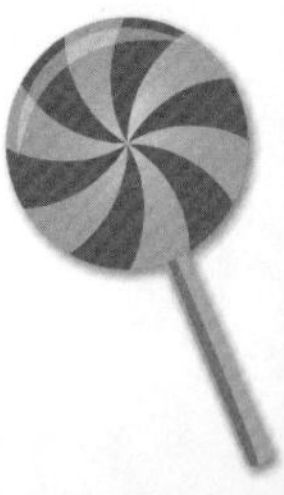

全食物，沒有營養價值，我認為沒理由把這些東西吃進口中。

還有一個問題是，政府以公克作為產品營養的單位，為了統計上的方便，將每一份的份量設定為一百公克，或大約二十五小匙（相當於四分之一杯）。要注意的是，當廣告強調產品是低脂時，往往代表裡面加了更多的糖，好讓它更美味。

表 5.1 列出了一些例子，證明食品裡添加的糖有多可觀。你可以在美國農業部的網頁上找到更多例子（請見「相關資源」第二八七頁）。[22] 政府的表格中列有兩千多種食品，請做好心理準備，因為光是在網站上查看這些資料，就可能耗掉你好幾天的時間。

水果、蔬菜及其他食物所含的天然糖，能提供對身體很重要的維生素和礦物質。

最重要的是，存在於全食物中的纖維，在添加糖裡是沒有的。纖維會讓食物慢慢通過消化系統，藉此提供身體所需要的東西。存在於精緻碳水化合物中的添加糖則會快速消化，所以也會迅速進入血液中，擾亂身體的化學作用。由此看來，似乎是糖進入血液的速度與攝取的數量，聯手擾亂了

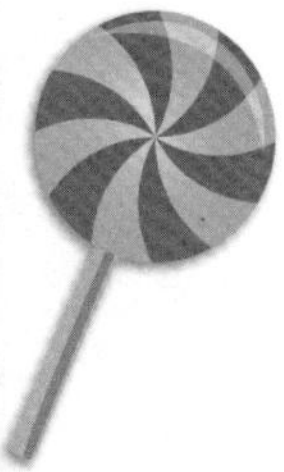

表 5.1　一些食物中的添加糖數量							
食物	碳水化合物	自然產生的糖		添加糖		含糖總量	
	（公克）	（公克）	（匙）	（公克）	（匙）	（公克）	（匙）
一般燕麥餅乾*	69	6	1 1/2	19	4 3/4	25	6 1/4
無脂燕麥餅乾	79	15	3 3/4	27	6 3/4	42	10 1/2
罐頭甜醬熟豆，含豬肉	21	1	1/4	8	2	9	2 1/4
花生醬，不含顆粒狀花生	20	6	1 1/2	3	3/4	9	2 1/4
低脂花生醬，不含顆粒狀花生	36	4	1	4	1	8	2
玉米片早餐棒，表面撒上水果	73	1	1/4	34	8 1/2	35	8 3/4
奶油可頌	46	1	1/4	10	2 1/2	11	2 3/4
優格冰淇淋，非巧克力口味	22	5	1 1/4	16	4	21	5 1/4

*指販售商品，非自製

身體的化學作用，讓身體失去體內平衡。

這項關於添加糖的資訊還很新，我相信未來政府的表單會有變化，出現新的資訊，不過就目前而言，能夠瞭解許多食品中有多少添加糖，已經算是跨出第一步了。

果糖輪盤：拿健康當賭注

美國人的肥胖程度以及因為嗜吃糖而導致第二型糖尿病的情況，以前所未見的速度在增加。二〇〇五年時，全美國有兩千零八十萬人（人口的百分之七）患有糖尿病。[23]

許多營養學家及醫界人士都認為這種現象與飲食改變與運動習慣減少有關。說到運動，你應該可以發現，通常愛動的人比懶惰的人更健康。我的工作並不是拿電擊槍逼你離開沙發，不過我倒是可以提供一點資訊，讓你知道飲食改變如何與懶散聯手，讓我們走到今天這個地步。大體說來，我們可以用一個可怕的字來總結這個現象：**果糖**。

不管你用哪本字典，食物的定義大抵就是能被生物食用，以維持生命、提供體力或營養的東西。我不認為果糖能提供營養，不過它確實能供給熱量（體力），所以我就把果糖納入討論糖與食物的這一章來。

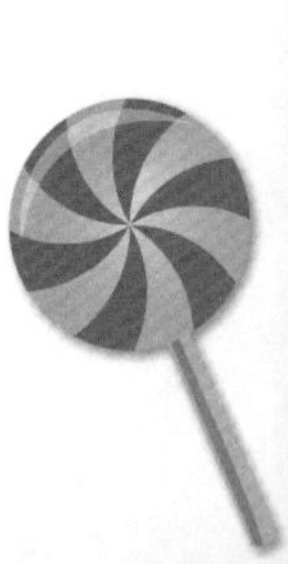

果糖的真相

你可能不知道，糖是從印度傳到歐洲去的。歐洲的甜食狂讓奴隸制度興起，後來糖和奴隸又被帶到新大陸去。採收甜菜和甘蔗是辛苦的工作，沒什麼人要做，但奴隸就別無選擇了。

文明世界從蔗糖開始對糖上癮。蔗糖來自甜菜和甘蔗，其實一半是葡萄糖，一半是果糖。葡萄糖和果糖都是單糖，但在身體中代謝的方式並不一樣。以葡萄糖來說，人在進食後血糖值上升，胰腺就會分泌胰島素，「清理」血液裡的葡萄糖，把它帶到細胞去，轉成能量。而人體吸收果糖的方式就不是這樣，果糖會迅速被肝臟代謝——再加上一些併發症，你很快就會知道是哪些併發症了。

到了一九七〇年代，新角色出現了：玉米糖精。玉米糖漿裡的糖混合物（包括葡萄糖、糊精、果糖及／或高果糖玉米糖漿）可以歸類為一群效果類似的化學物質。酵素可以將玉米澱粉轉化成果糖和葡萄糖的混合物，

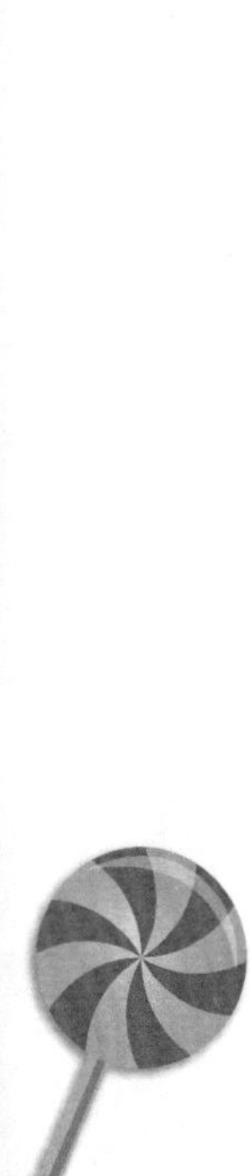

其中果糖的濃度從百分之四十二到百分之八十都有可能，剩下的比例就是葡萄糖。飲料業者通常會使用果糖濃度百分之五十五的組合。

高果糖玉米糖漿和類似的甜味劑比蔗糖更受市場歡迎，因為它們的生產成本比較低。這些由玉米製成的化學物質也因此成了新一代的神奇甜味劑。有些醫生說連糖尿病患都能吃，因為果糖不像葡萄糖那樣容易讓血糖升高。[24]

等一下你就會知道，這根本是胡說八道。不用說，現在以玉米為原料的果糖幾乎無所不在，連醫院給病人使用的點滴袋裡都已經用它來取代葡萄糖了。

用玉米做成的果糖之所以如此盛行，不只是因為它比較便宜而已。它讓食物褐變的效果也比蔗糖來得好。我在第一一六頁談過梅納反應（食物褐變），這種化學變化跟癌症、糖尿病和其他疾病有關。

所有的糖都會發生梅納反應，在身體內產生毒素，也讓能用的蛋白質數量減少，而果糖的梅納反應又比葡萄糖快七倍。[25]

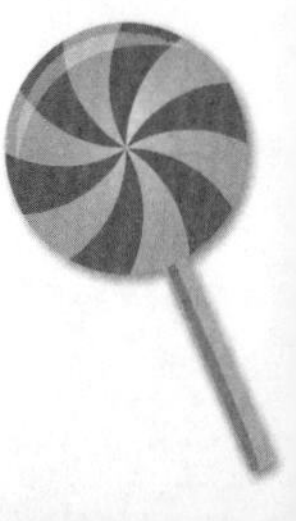

梅納反應的產物會讓氨基酸和鋅等其他營養素的代謝速度變慢，產生消化不完全的蛋白質，具有致癌的特性。這些產物也跟老化現象和糖尿病的臨床併發症有關，例如各種眼疾及腎衰竭。[26]

果糖的作用

研究指出，果糖會提高大多數人血液中的膽固醇和低密度脂蛋白，不論當事人的血糖耐受度是否正常。[27]

膽固醇和低密度脂蛋白過高會引發心臟病，這幾乎是普遍認同的看法。在體內有糖的情況下，連極低密度脂蛋白也會增加，而極低密度脂蛋白也會產生類似的後果。與此同時，高密度脂蛋白並不會有明顯的改變。[28]

大部分的醫生都說，極低密度脂蛋白和低密度脂蛋白應該要少一點，而高密度脂蛋白應該要多一點，這樣才算健康。

再回頭來看心臟病的指標。根據研究，果糖也會明顯提高血液中的三酸甘油脂。人體內的脂肪大部分都以三酸甘油脂的形式儲存。以前的人吃下肚的果糖都來自新鮮水果，但現代人吃進、喝下的果糖遠高於以往——不只來自新鮮水果，還來自飲料、糖果、點心之類的東西。肝臟無法處理這麼大量的果糖，於是將多餘的果糖轉成三酸甘油脂。

有一項研究分別針對男性、年輕女性及更年期女性三組人，提供含鈣的無脂飲食，再配上百分之四十的果糖加百分之六十的澱粉，或是百分之四十的葡萄糖加百分之六十的澱粉。根據研究結果，男性更容易將吃進去的果糖轉換為三酸甘油脂，年輕女性不受影響，但更年期婦女的三酸甘油脂也會增加。同時進行的老鼠實驗也顯示類似的結果，公老鼠與母老鼠的三酸甘油脂都增加了。[29]

再回到果糖的吸收問題（或者應該說無法吸收的問題）。沒有被身體轉換為葡萄糖或脂肪的果糖，跟很多疾病有關。一項針對二十五位功能性腸道疾病或腸躁症患者所做的研究顯示，即使是少量未完全吸收的果糖，也會產生問題。[30]

在另一項規模較大的研究中，被歸類為無法充分吸收果糖的婦女中，有百分之五十吃了果糖之後出現腸躁症。腸躁症是很常見的腸道失調，會引起痙攣、脹氣、腹脹，以及從腹瀉到便秘等排便習慣的改變。這項研究同時也針對經前症候群及憂鬱症進行試驗，結果發現出現這兩種症狀的機率也都增加了。[31]

許多驗血結果顯示三酸甘油脂過高的人，尿酸值也同樣很高。尿酸是嘌呤的產物，嘌呤是人類組織的一部分，也存在於很多食物中，例如牛肉、羊肉、豬肉和酵母菌。尿酸在高果糖甜味劑的溶液中會大量增加；而在做為對照的蔗糖中，尿酸值則未增加。尿酸普遍被認為是痛風（尿酸堆積在關節處）及心臟病的指標。[32]

另一種相對於蔗糖，也似乎因為果糖而增加的酸，叫做乳酸，這是糖發酵後形成的物質。原本身體就因糖尿病、手術後壓力或尿毒症（由於腎無法排毒而讓廢物堆積在血液中的狀態）等狀況而呈酸性的人，最容易受到乳酸堆積的影響。乳酸太過集中會造成代謝性酸中毒（血液的酸性增加），最後可能導致死亡。[33]

果糖吃太多也可能會拉肚子[34]。人吃太多糖時，胰腺會努力分泌胰島素，把糖送到肝臟，處理成脂肪酸。無法以這種方式處理的糖，就會被排到尿液和糞便中。果糖在肝臟中轉成脂肪的速度，比蔗糖或葡萄糖快，因為除非有必要，身體不會樂意將果糖分解為葡萄糖[35]。這也可以解釋為何現代社會的肥胖現象越來越嚴重。果糖也會讓胰島素受器失去敏感度，讓胰腺分泌更多胰島素來消化葡萄糖。[36]

果糖和蔗糖都跟皺紋有關，因為細胞的新陳代謝失常時，會導致皮膚的膠原蛋白氧化受損。在老鼠實驗中，果糖造成的損害比蔗糖更嚴重。這份研究甚至還顯示，蔗糖所引起的損害，其實是因為蔗糖中自然產生的果糖，而不是蔗糖本身。[37]

說到果糖跟體內平衡的關係，果糖似乎影響了很多人體內的酵素和激素，連攸關兩者反應的各種礦物質之間的關係，也脫離不了果糖的影響。在幾項不同的研究中，受試者體內各礦物質的關係，似乎會因果糖而改

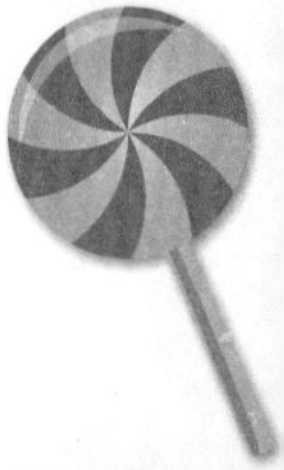

變。一項以老鼠為對象所做的研究發現，果糖在腎中製造多餘的鈣的速度，永遠超過純葡萄糖，同時也讓尿液中的磷與鎂的濃度飆高。尿液中有果糖時，也會比有葡萄糖時還要呈酸性。[38]

另一項以人為對象的研究則顯示，除了跟老鼠實驗出現同樣的現象之外，其他礦物質的排出量也會增加，例如鐵和鎂。[39]

我說過，這些礦物質的相互關係是健康的核心。如果糖破壞了身體的化學作用，酵素或激素無法正常運作，人當然就會生病。

果糖也會讓銅的代謝變差。缺乏銅跟骨質疏鬆、貧血、結締組織缺陷、不孕、心律不整、高膽固醇與高血糖有關。[40]

再補充一點，美國生產的玉米（也就是玉米糖精的原料）大部分都經過基因改造。所謂基因改造，就是透過基因工程，增加、改變或取代了食物中原有的基因。若玉米的基因經過增加、改造或取代，它的化學結構就會改變。人類從原始人進化而來，體內有消化酶來幫助代謝某些特定化學結構的食物。若我們用基因工程改變了食物的化學結構，或者將食物過度加工，消化酶就無法適當運作。這本書的重點並不是基因改造食物，但由於幾乎所有的玉米都是基因改造的，似乎就應該盡量少吃玉米糖精，因為這是雙重災難——玉米糖漿和基因改造食物。把玉米做成甜味劑和以基因工程改造玉米，這兩件事都會讓甜味劑變得更難消化和代謝。

最後，果糖會刺激食慾，導致飲食過量與肥胖。吃葡萄糖會分泌胰島素及瘦肌素（leptin），通知身體停止吃東西；吃果糖卻會分泌食慾素（ghrelin），要身體繼續吃，因為它很餓。[41]

肝臟裡的脂肪越來越多，食慾受到刺激，又過度飲食，美國人在腰圍戰爭上會一敗塗地，還有什麼好奇怪的嗎？果糖是飲食失調與情緒失調這個惡性循環裡的罪魁禍首。這種情況週而復始，不是因為我們想要，而是因為我們上癮了。

接下來會怎樣？

如果你放棄在飲食中加果糖，那就得同時放棄葡萄糖。大部分的添加糖裡面都同時含有果糖和葡萄糖，例如甜菜糖、蔗糖、高果糖漿、蜂蜜等等，只是果糖分子比葡萄糖分子的問題更大而已。本書後面所附的飲食計畫（請見第二二五頁），就是要幫助你過無糖的生活。

所以，不要再喝汽水了，用完整水果取代甜點吧。你或許得忍耐一下蕃茄醬裡的高果糖漿（即使是標榜健康的商店賣的「全天然」蕃茄醬，裡面也有一點高果糖漿），但是擠一次蕃茄醬平均含有的果糖量，跟每個人平均喝下的汽水裡的果糖量相比，根本是小巫見大巫。

看了我列舉的例證和引用的研究，或許你已經瞭解過度攝取果糖會造成何等損害，生病的人對果糖更是敏感。而且再這樣下去，即使是健康的人，很快也會出問題。

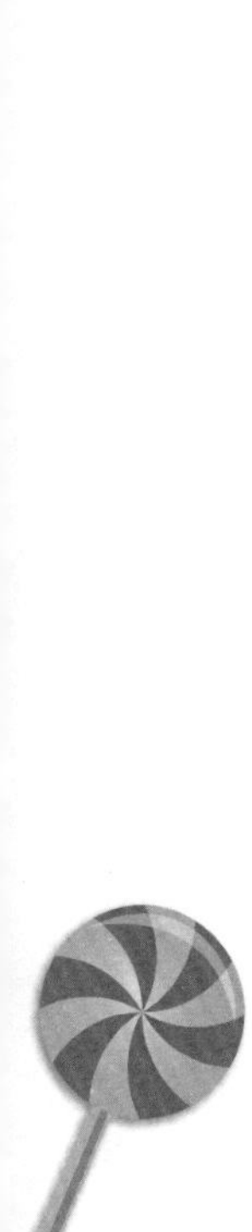

巧克力是好物?

嘿，你聽過「吃巧克力很好」這種話吧?表面上，巧克力的原料可可豆含有抗氧化物黃烷醇，能降低膽固醇和血糖，還能讓血管舒張，降低血壓。

我們會知道這些，是因為有一組跟哈佛醫學院有關的研究人員，到巴拿馬一個叫聖布拉斯群島的偏遠地區去，研究住在那裡的原住民庫納族。庫納族人會喝用生巧克力做的可可飲料——這一點我們稍後再討論。[42]

值得一提的是，這項深入蠻荒印第安部落的研究，背後金主是生產巧克力的瑪氏食品公司。瑪氏食品不過是做一點公關置入行銷，突然大家就發現黑巧克力是「健康」的食品了。可是瑪氏食品忘了說的是，市面上販售的黑巧克力，還是加了很多糖。在我仍嗜吃糖和巧克力的年代，我根本不認為自己會有勇氣吃不加糖的可可，儘管它沒有脂肪也沒有糖。因為我聽說不加糖的可可非常苦。

吃巧克力真的好嗎？

我願意率先承認，不加糖的巧克力含有的抗氧化物，通常值得你冒險吃下其他成分，但是經過加工的巧克力就不是這回事了。巧克力最大的問題永遠是糖，所以我才會在以糖為主題的書裡，特別闢一節來談巧克力。巧克力的另一個問題，在於可可豆的加工方式——研磨與清洗等等——會降低最終成品的抗氧化效用，而那正是消費者拿到手的東西。此外，很多巧克力食品被鹼化，也就是以人工的方式降低酸性，提高酸鹼值，但也會大量損失黃烷醇[43]。這種巧克力顏色較深、味道較溫和，沒有無鹼化的可可那麼酸。

有時候，是巧克力食品中的脂肪減低了巧克力的健康效用。牛奶巧克力中的可可被糖明顯壓制，所以它的抗氧化物比其他類型的巧克力（黑巧克力、半甜巧克力、烤巧克力等）來得少。

原始的食譜

我前面提到，巧克力含有抗氧化物質，最初是由瑪氏食品公司出資，請研

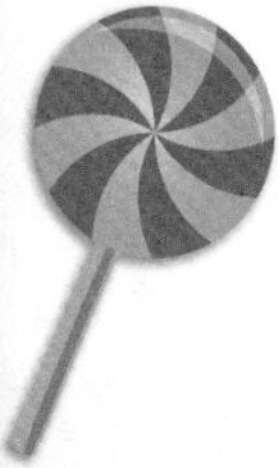

究人員去研究庫納族印第安人使用可可豆的情況。這些研究人員發現原住民用生巧克力和苦味的草藥做成飲料來喝，而他們所使用的可可豆就含有抗氧化物。原住民的天然飲食再加上不使用糖，使那些人都很健康。

以下事實，記載在西班牙科爾蒂斯軍隊遠征墨西哥阿茲特克印第安人的史料中。當時的阿茲特克帝王蒙特蘇馬在思考是要攻擊、逃跑還是投降時，給西班牙軍隊吃不加糖的巧克力加墨西哥辣椒，或許還加了香草及其他香料。結果蒙特蘇馬輸了那場戰役。打敗阿茲特克後，科爾蒂斯就帶了一些可可豆回西班牙。[44]

西班牙或許有巧克力，但英國有糖。歷史沒有告訴我們，是誰建議可可應該要加糖的，但我們一定知道，可可和糖哪一個比較有價值。

加了蔗糖以後，巧克力就不再是巧克力了。蜂蜜、果糖或玉米糖漿都會對巧克力產生類似的作用。一項刻意排除無糖巧克力的研究顯示，用什麼來讓巧克力變甜都一樣，吃下這種巧克力的人，血液中的三酸甘油脂濃度都會增加。三酸甘油脂是肝臟製造出來的一種脂肪形式。一個人吃的糖越多，三酸甘油脂的濃度就越高。[45]

只是公關花招？

我們就以瑪氏食品的「健康」巧克力產品可可維亞（CocoaVia）系列為例，來看糖如何把巧克力變成恐怖的食物。有了黃烷醇最新的研究支持，讓瑪氏食品立刻強調可可維亞含有豐富的抗氧化劑，對心臟很好。這個產品系列原本只在網路上販售，不過到了二〇〇五年九月，就開始運送到零售商店販售。這些產品的營養標示上列了很多維生素，含量都是每日建議攝取量的百分之十到百分之二十五。哇！除了黃烷醇之外，這種東西最多還含有維生素C或B_{12}每日建議攝取量的百分之二十五？那就該趕快去吃，對嗎？錯！每種可可維亞巧克力條（總共有七種）約重二十二公克。二十二公克的巧克力其實不多[46]，就跟吃四顆半的賀喜水滴巧克力差不多。一般你在雜貨店或藥妝店買到的糖果棒大約有四十公克。一條二十二公克的糖果棒只能算是點心。然而每一條可可維亞巧克力都加了六至十二公克（一匙半至三匙）的糖。以這樣小小一條「健康」巧克力來說，這樣的糖量實在是很多。

這一系列含糖量最多的是CocoaVia牛奶巧克力條，有十二公克（三匙）

的糖，這似乎完全違反健康巧克力的宗旨。而含糖量最少的是可可維亞巧克力點心條，只有牛奶巧克力條的一半。

可可維亞系列也有飲品，叫可可維亞香濃巧克力醇飲，每瓶的容量是一百六十五毫升，但裡面竟含有二十四公克（六匙）的糖（請見圖 5.3）。

半罐的可口可樂（一百七十五毫升）含有二十公克（五匙）糖。前面提到庫納人每天都喝三至四杯可可豆做的飲料，以獲取豐富的抗氧化物。要從可可維亞得到等量的抗氧化物，一個人每天必須喝大約五罐半的可可維亞香濃巧克力醇飲，也就是說每天會吃下一百三十二公克（三十三匙）的糖，或者大約三罐易開罐的可口可樂。

就算不加糖，巧克力也有缺點

不論巧克力公司怎麼說，除了糖以外，還有其他不該吃巧克力的理由。其中一個主要的原因就是咖啡因。咖啡因是刺激胰腺分泌胰島素的許多物質之一，而胰島素是影響葡萄糖代謝的激素。只要你保持胰島素分泌平衡，就不太可能會有胰島素方面的問題，你的身體也會更開心、更健康。但是攝取太多咖

CocoaVia™ Rich Chocolate Indulgence Beverage Nutrition Facts

Nutrition Facts

Serv. Size 1 bottle (5.65 oz.)

Calories 150

Fat Cal. 25

Amount/Serving	%DV*	Amount/Serving	%DV*
Total Fat 3g	**5%**	**Total Carb.** 28g	**9%**
Sat. Fat 1g	**5%**	Fiber 3g	**12%**
Trans Fat 0g		Sugars 24g	
Cholest. 5mg	**2%**	**Protein** 6g	
Sodium 135mg	**6%**		

Vitamin A 10% • Vitamin C 10% • Calcium 20% • Iron 6%
Vitamin D 25% • Vitamin E 15% • Vitamin B6 15%
Folic Acid 10% • Vitamin B12 10%

*Percent Daily Values (DV) are based on a 2,000 calorie diet.

MILK, WATER, SUGAR, COCOA POWDER, LESS THAN 2% - COCOA POWDER PROCESSED WITH ALKALI, SOY STEROL ESTERS, VITAMINS AND MINERALS [CALCIUM (CALCIUM CHELATE), VITAMIN C (SODIUM ASCORBATE), VITAMIN E (VITAMIN E ACETATE), VITAMIN A (VITAMIN A PALMITATE), VITAMIN D3, VITAMIN B6 (PYRIDOXINE HCL), FOLIC ACID, VITAMIN B12 (CYANOCOBALAMIN)], SOY LECITHIN, POTASSIUM PHOSPHATES, SODIUM POLYPHOSPHATE, CARRAGEENAN, CELLULOSE GEL, CELLULOSE GUM, NATURAL FLAVORS, SALT.

Ⓤ D

圖 5.3　可可維亞營養標示

啡因會讓胰腺分泌過多胰島素，此時胰腺就會過度勞累，而過度勞累的胰腺絕對會增加罹患糖尿病的風險。

咖啡因也是一種利尿劑，讓人經常想上廁所。這樣有可能會因為異常的排尿和排便次數而導致脫水。咖啡因的其他作用還包括失眠、流產、頭痛、神經緊張及疲倦。公眾利益科學中心在網站上將咖啡因列為應該越少攝取越好的食物[47]。半糖巧克力是黑巧克力加上少量的糖，每三十公克中有〇．二〇公克的咖啡因。這樣說起來巧克力其實不算太糟，但是你想想看，有多少人一次只吃三十公克的巧克力？每個人的體質不一樣，相同數量的咖啡因對不同的人會有不同的影響。正如我在第三章（第四十九頁）提到的，只要化學成分或礦物質的組合有極小的變動，就會對人體產生很大的影響。因此，巧克力中微量的咖啡因（再加上幾乎沒有人一次只吃三十公克的巧克力）當然會對人體造成負面的影響。

巧克力亦含有數量可觀的極樂醯胺，這是天然產生的化學物質，類似四氫大麻酚（tetrahydrocannabinol, THC），更廣為人知的名稱是大麻素。不過真的要靠吃巧克力來「嗨」一下是想太多了，因為一個重六十公斤的人得吃下十一公斤的巧克力，才能感受到等同抽一根大麻的效果。不過抽大麻的人會發現有一種叫「大麻食慾」的現象，就是抽過大麻之後，會不顧一切地猛吃各種東西，管它是不是太甜、太油或太鹹。而巧克力中的大麻素也可能會產生類似「巧克力食慾」的效果，有人認為這跟暴食症有關[48]。暴食症的特色是暴飲暴食，而且還特別喜歡高脂高糖的食物，巧克力和冰淇淋就是典型的代表。遺憾的是，暴食症不只是嘴饞或暴飲暴食而已，有暴食症的人還會催吐，意思就是逼自己把吃進去的東西吐出來。

巧克力裡面還有苯乙胺，人在談戀愛的時候身體會釋放這種化學物質，這或許可以解釋巧克力成癮的部分原因，還有巧克力為什麼跟浪漫密切相關。很多女人熱愛巧克力，就是因為它真的會提振心情。不過苯乙胺會讓人在試圖戒掉巧克力時心跳加速及引發偏頭痛。

巧克力的問題似乎還不只這些。例如巧克力也是一種很容易讓人過敏的食物，那是因為我們吃的巧克力裡面都加了太多糖，才會讓人對巧克力過敏。你現在已經知道糖會擾亂身體的化學作用，跟糖一起在消化道內的食物會無法好好消化，也因此會產生消化不完全的食物。這些食物會流進血液裡，引起過敏

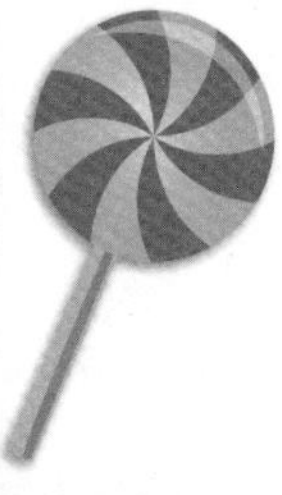

反應。

煩躁與降低骨質密度

《美國週產期醫學期刊》刊登過一位母親在懷孕和哺乳期間吃下大量巧克力的案例。寶寶很愛哭，也顯得煩躁、神經緊張與吵鬧，結果媽媽停止吃巧克力後，寶寶的行為就改善了[49]。研究人員相信寶寶的行為是巧克力中的咖啡因造成的，但我可不這麼確定，畢竟每個人對食物的反應不一樣，所以罪魁禍首也有可能是巧克力本身。

二〇〇八年一月，西澳大學藥理學學院針對巧克力中的黃烷醇是否有助骨頭吸收鈣質做研究。研究對象是七十至八十五歲的婦女，研究人員預期答案是肯定的，結果卻大失所望。研究顯示，婦女吃越多的巧克力或可可，X光檢驗所呈現的骨質密度就越低[50]。

研究人員至今仍想不透原因，好像他們還搞不清楚，巧克力中的糖會讓骨頭中的鈣質流失，擾亂身體的化學作用，讓人對巧克力過敏。雖然巧克力中的黃烷醇含量確實比較高，但其他食物中也有黃烷醇和類似的抗氧化物。如果你想尋找其他的抗氧化物來源，可以食用適量的洋蔥、紅酒、茶、蘋果或覆盆子。黃烷醇也有膠囊版，裡面沒有巧克力中的糖和脂肪等有害健康的東西。

這樣看來，你只是想享受巧克力的美味，卻有可能會讓自己死得更快。當然，除非你只是想找生巧克力加上墨西哥辣椒，看看蒙特蘇馬當年到底知不知道自己幹了什麼好事。那種原始的配方實在很性格——要是一個人勇敢到敢喝阿茲特克巧克力，誰還敢質疑他的英勇？來吧，喝了吧，只是巧克力而已嘛。我？不了，你先喝，是我先挑戰你的。

不過，如果你跟我一樣，你會聰明地婉拒這項挑戰，不要吃巧克力就好了。因為市面上販售的巧克力經過加工，又添加了很多糖，身體根本難以消化。

結論

希望這一章能讓你瞭解，我們平常吃下的大量糖份，會擾亂身體的化學作

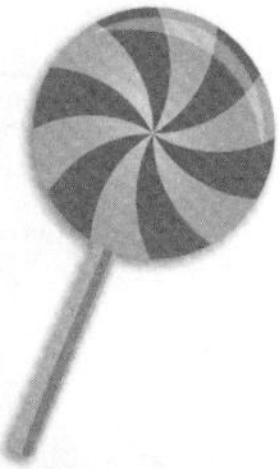

用，進而引發一大堆疾病（下一章會進一步討論這些疾病）。完整而未加工、不加糖的食物，是最好的食物。讓我們永遠吃美味又善待身體的食物吧。

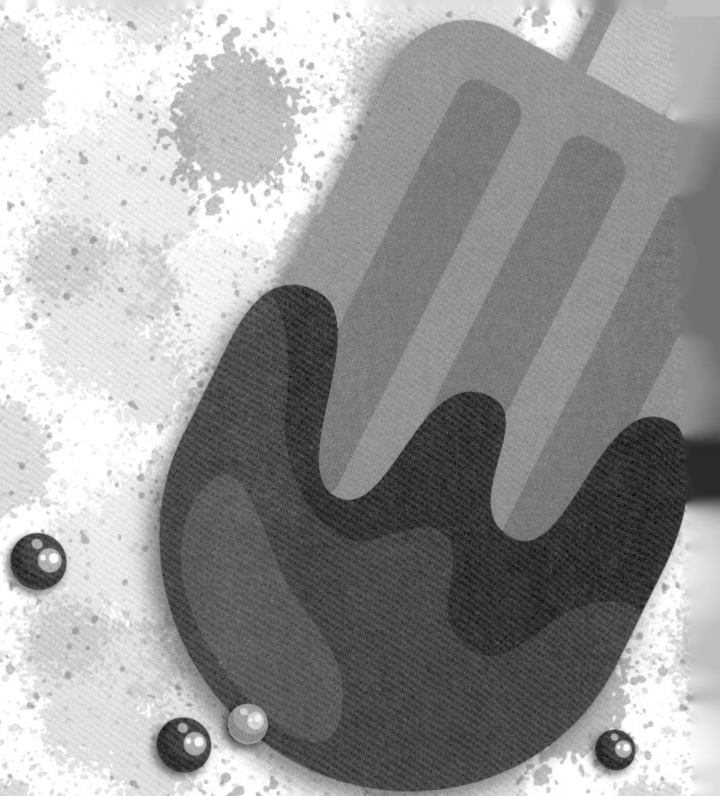

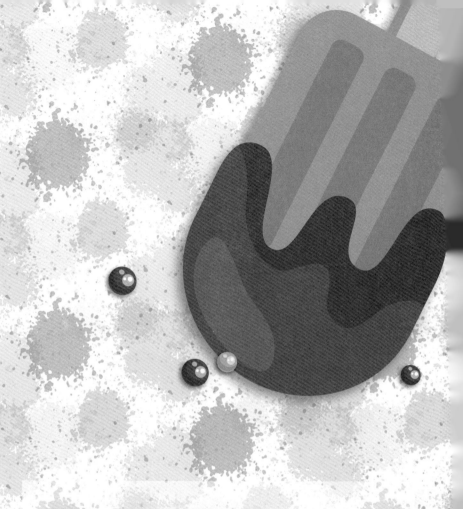

第六章
跟糖有關的疾病與狀況

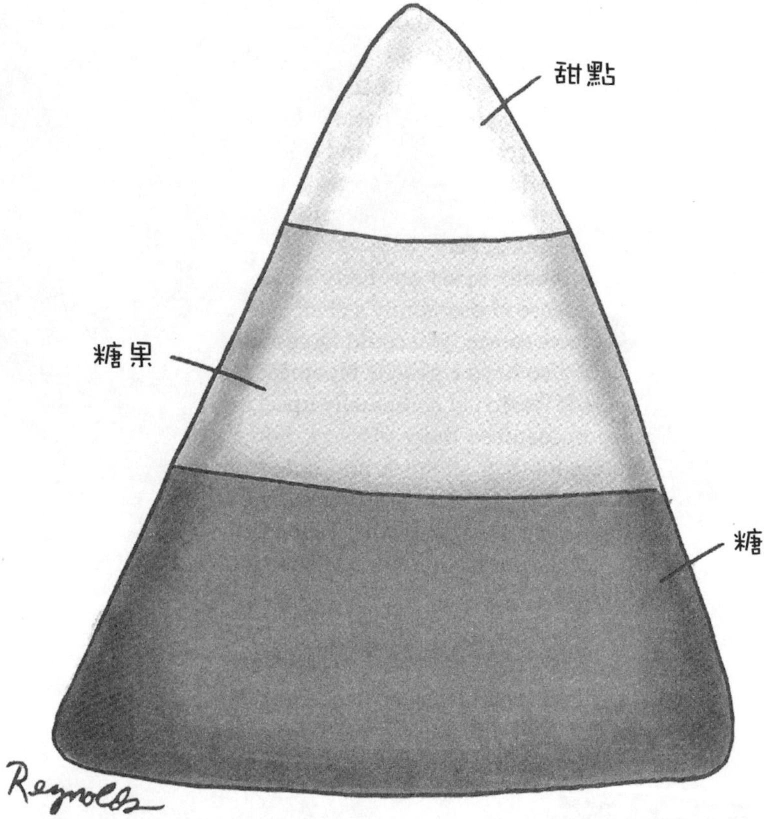

萬聖節食物金字塔

有很多疾病和身體狀態及攝取糖有關，因為糖不只會引發疾病，還會讓某些疾病惡化。在這一章中，我會特別強調現代社會最普遍的疾病，而很多人不會把這些病跟糖連在一起。舉例來說，醫界認為肥胖跟飲食過度有關。是這樣沒錯，但飲食過度的原因是什麼？你猜到了，就是糖。

你還會知道吃太多糖有時也會導致低血糖，還有，也許跟你以為的相反，吃多一點的糖並不會讓血糖值更穩定。瞭解這些疾病的資訊，以及糖對兒童的影響，會幫助你及早阻止自己的孩子染上糖癮。

有時醫界會稱某種疾病為「症候群」，也就是會出現很多症狀和疾病。我曾經寫過代謝症候群，跟這種症候群有關的症狀包括三酸甘油脂過高、膽固醇過高、空腹血糖值過高、高血壓、低密度脂蛋白過高，以及胰島素分泌過多等。以這個例子來說，會提到的就不只是一種病而已。其他跟糖大有關係的疾病會讓你大吃一驚，譬如失智症和癌症。

我在全世界都看過糖做的壞事，現在我要簡單為各位介紹我的發現。西方飲食已經在太多地方留下印記了。

最後，糖也會導致一再發作的抽搐，也就是一種叫做癲癇的病。

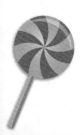

當然，我沒有提到的症狀和疾病，並不代表就跟糖沒有關係。要把所有跟糖有關的疾病都寫出來，太佔篇幅了，所以我才決定只討論幾種主要的疾病。關於糖對身體有害的詳細清單，請見第二章（第三十五頁）。小心病從口入——你會發現，因為貪吃而引發的疾病，並不值得你從甜食或點心那裡得到的短暫滿足。

肥胖：越來越肥的美國

我相信你一定聽說了，美國人的肥胖率逐年攀升。美國人到底有多胖呢？二〇〇二年，研究人員公布了美國男女身體質量指數（ＢＭＩ）的平均值。我們來複習一下，身體質量指數，是以身高與體重的固定比例來評估一個人胖瘦的方法（要知道如何計算身體質量指數，請見第九十八頁）。根據身體質量指數的標準，ＢＭＩ值介於二五和二九．九之間的人為過重；超過三十則屬於病態性肥胖。這份研究顯示美國女性的平均ＢＭＩ值是二七．八；而男性則以二

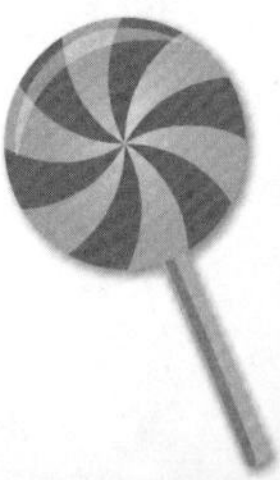

八・二略勝一籌。[1]

美國人的肥胖問題顯然相當沉重。國家心肺血液研究所利用政府對身高體重的統計，發現一九九八到二○○二年間，男女的平均體重都多了四・五公斤。另一個檢視這個問題的方法，是測量腰圍。女性的腰圍小於三十四吋、男性的腰圍小於三十八吋，才算是健康的尺寸。而二○○二年的一項研究顯示，美國女性的平均腰圍是三十六・五吋；男性的腰圍則增加到三十九吋。

以這種腰圍，不管是男性還是女性都已經面臨了嚴重的問題。就ＢＭＩ值來說，我們還有一些成長空間；但是從腰圍來看，美國男女平均來說都已經過胖了。[2]

肥胖的原因

我們之所以會越來越胖，是久坐的生活型態造成的。現代人用機器來取代以前必須親力親為的工作，不管是在高爾夫球場上移動，還是洗衣服。自然發生的運動越來越少。現在，不管是我還是我的員工，再怎麼樣都不可能抗拒機器的入侵，這本書就是用好幾台蘋果筆電完成的。說到這裡，大部分人的工作確實都少不了必須坐在電腦前，看著電腦螢幕來處理資訊。

接著，很多人下班後回家，就是坐在電視前接受娛樂。這種生活型態創造出一種很有趣的循環，大家都習慣吃很多容易準備的食物——廣告前節目上出現了一個謎團，我們不想錯過解開這個謎團的關鍵，或者不想錯過最喜愛的電視節目最後的轉折。大部分在看電視時吃的食物都加了糖，也很容易就從包裝裡拿出來，因為切菜做沙拉太花時間了。

導致肥胖的原因，不只是多吃少動的生活型態而已。人體內有三種激素負責處理飢飽和糖的代謝，分別是瘦肌素、食慾素和胰島素，這三種激素或許也能解釋為什麼習慣在電視機前面（或辦公桌前）吃東西會讓人變胖。瘦肌素告訴身體它已經飽了；食慾素告訴身體它餓了；而胰島素則會代謝大多數的糖。由此看來，瘦肌素和食慾素的功能剛好相反。

胰島素會去除血液中多餘的葡萄糖，將它帶到需要能量的細胞去。可是高血糖環境再加上少運動或甚至不運動，代表很多葡萄糖會被轉化成脂肪。胰島素的分泌是讓你不再繼續進食的主要機制，因為它會要身體減少分泌食慾素，讓身體知道它已經飽了。表面上看來，似乎多運動就可以輕鬆解決這個問題，可是有很多人拚命運動，卻一點成果也沒有，也許還變得更餓，更想吃東西。

節食與運動不見得有效

不是所有的甜味劑和糖都對這種胰島素循環有反應。舉例來說，果糖不用胰島素來代謝，而是在肝臟中代謝，因此我們吃果糖時是不會分泌胰島素的。這樣一來，食慾素還是維持固定的量，身體還是感覺餓[3]。根據美國人口普查局提供的資料，每人每年的高果糖漿攝取量，從一九八〇年的八・六公斤，增加到二〇〇〇年的三十公斤[4]。由於果糖會讓人即使吃了東西還是覺得餓，所以就很容易繼續吃下去，吃到肥胖上身才驚覺事態嚴重[5,6]（更多關於果糖的討論，請見第一三〇頁的「果糖輪盤：拿健康當賭注」）。

可惜很多主流的健康照護人員都認為，鼓勵病人節食與運動，就算達不到標準體重，也足以讓病人變瘦。這些人基本上是多年錯誤資訊的受害者，而這些錯誤資訊或許是美國糖業聯盟創造出來的，因為他們宣稱糖只會讓牙醫煩惱而已。我一直很納悶，如果糖可以在人體極堅硬的組織（牙齒）上挖洞，那它對軟組織又會做出什麼事來？

其中一個問題是，肥胖的人通常會低報自己吃下的食物和糖。多年以來，研究人員根據大家自己報告的糖攝取量，聲稱糖不是肥胖的成因。接著研究人員發現，拿一個人二十四小時內的尿液來驗尿糖量，可以做為糖攝取量的獨立指標。為了得到這項測試結果，研究人員請受試者把二十四小時內的尿液收集後交出，結果發現若肥胖者尿液中排出的糖分含量很高，往往與他們自己報出的糖攝取量不相符，而正常體重的人得到的數據也很類似。研究人員這才瞭解，糖確實在肥胖中扮演很重要的角色[7]。這個概念確實應驗了戒酒者無名會的一句諺語：怎麼知道酒癮者在說謊？他一開口就知道了。

健康照護人員都會同意，糖和其他甜味劑只有一個用處：增加飲食中的熱量。可是他們不見得會想到，如果一樣食物只有熱量而沒有其他營養，那也許大可以用複合碳水化合物、蛋白質及蔬菜來取代它。

關於糖癮與肥胖的研究

有研究顯示，肥胖以及成癮症有可能在子宮內就開始了。為了研究這個概念，研究人員將懷孕或哺乳中的老鼠分成兩組，一組餵低脂健康的飼料，另一組餵不健康的老鼠食物和高糖、高脂、高鹽的垃圾食物。這項研究的重點是想知道母鼠在懷孕及哺乳期間所吃的食物是否會影響幼鼠對食物的偏好，以及幼鼠的肥胖危機。

餵食不健康食物的老鼠偏愛喝糖水，即使有更健康的選擇也不要。結果顯示，大多數的小老鼠在出生後，飲食選擇大致上會跟母親一樣。吃糖的母鼠生下的寶寶，剛出生時體重並未大於健康飲食的母鼠生下的寶寶，但在快接近成鼠時，牠們的體重會以驚人的速度上升，而牠們選擇的食物就跟母鼠在懷孕或哺乳期吃的差不多。我們可以瞭解，儘管老鼠和人並不一樣，但很多研究都可以在物種之間作轉換。[8]

華盛頓大學聖路易斯校區的高登博士（Jeffrey Gordan）和研究團隊自一九九〇年代起就持續進行體重增加的研究，研究結果讓我覺得很有意思。該團隊把老鼠當作實驗對象，發現老鼠的腸道裡有種特定細菌會讓牠發胖。這種大量存在於肥胖老鼠腸道內的細菌稱為厚壁菌，而較瘦的老鼠腸道內的擬桿菌比較多。

厚壁菌有更多能分解複雜碳水化合物和纖維的基因。當你能很輕易地分解複雜碳水化合物時，攝取到的熱量就會變多，體重也會因此增加。而擬桿菌分解纖維和複雜碳水化合物的效率沒有那麼好，因此體內有擬桿菌的老鼠消化掉的纖維和複雜碳水化合物就沒有那麼多，也就是說牠們吸收的熱量比較少，所以能保持苗條。當厚壁菌被移植到瘦老鼠體內時，瘦老鼠的體重也開始增加了。[9]

與老鼠研究的結論類似的是，研究人員也發現，胖子體內的厚壁菌比瘦子多。接著，他們請過重的受試者攝取為期一年的低脂、低加工碳水化合物飲食。受試者在減重的同時，胃中的細菌也從厚壁菌較多變成擬桿菌較多。細菌比例的變化似乎也會導致脂肪存量增加或減少。從這個研究很明顯可以發現，熱量並不是單獨作用的，少了糖、脂肪和過重的因素，你所吃的熱量其實並不會全部吸收進去。[10]

芬蘭的瑪莉・柯拉多（Marie Collado）博士和她的同事也針對這個主題進行了後續研究。他們發現懷孕前就已經過重的婦女，在懷孕期間增加的體重會多於懷孕前並未過重的婦女。這些過重婦女體內的擬桿菌數量，就比正常體重的懷孕婦女還要多。柯拉多博士還發現這些肥胖婦女所生下的新生兒，體內的擬桿菌也比較多，這有可能導致他們在成長階段，先天注定體重就比較容易增加。[11]

所以，想懷孕的過重婦女，先讓體重回復正常值會是個好辦法。這會讓你的寶寶更有機會不受體重困擾地長大。不過無論如何，控制你放進自己和寶寶口裡的東西還是很重要——任何體重的人都一樣。

肥胖者的未來看起來很黯淡。根據約翰霍普金斯大學彭博公共衛生學院人類營養中心所做的研究，到了二〇一五年，美國會有百分之七十五的成人、百分之二十四的孩童及青少年過重。

這項研究綜合了二十份先前所做研究的結果，以及四次全國性調查。研究人員發現，一九六〇年代至今，過重或肥胖的人口比例以每年百分之〇・三至百分之〇・八的速度增加。一九六〇年代，有百分之十三的美國人口屬於肥胖；到了二〇〇四年，這個比例增加到百分之三十二。研究人員預測到了二〇一五年，肥胖人口的比例會增加到百分之四十一。至於兒童及青少年，目前有百分之十六的人過重，同時還有百分之三十四有過重的危險[12]。這項研究還顯示，教育程度及收入較低的族群、少數族裔以及住在高度貧窮地區的人，肥胖的風險較高。

終結肥胖

要節食的人，應該把重點放在限制果糖的攝取量，而不是完全不吃麵包、米飯、馬鈴薯等澱粉食物。佛羅里達大學甘尼斯維爾校區的理察・約翰生（Richard Johnson）博士建議使用新的飲食原則，也就是依據果糖來判斷什麼叫做健康食物。約翰生說，相較於餐用砂糖，馬鈴薯、義大利麵和米飯或許還算是安全的食物[13]。我完全同意。馬鈴薯、義大利麵和米飯不會壓抑免疫系統，但是果糖會。

份量也絕對是體重控制的關鍵。自從一九八二年以來，每份食物的份量每年都在增加。《美國膳食學會期刊》發現了一項很有趣的資訊。有研究顯示現在的食物份量普遍大於美國農業部在一九八二年建立的標準份量。比如英式鬆餅的平均重量（一百八十五公克）是美國農業部標準的三倍多；餅乾的平均重量（一百一十公克）是美國農業部「中型」餅乾的八倍。大部分食物目前買得到的最小份量，都比美國農業部的標準還要大。[14]

如果你持續減少食物的份量，慢慢就會在體重計上看到成果。重點是要以漸進的方式減重。第二二八頁的「飲食計畫（三）」就是很好的減重計畫。依據這個計畫，每天少量多餐四至五次，你就會看到成果了。

大量減少你攝取的甜味劑也會有幫助。我一向認為糖是健康不佳最主要的原因。我已經說明肥胖的人與糖之間的關連，但是千萬不要忘了，糖是一種成癮物質，所以必須慢慢戒除才行。

根據你的肥胖程度和其他健康問題，你的健康照護人員可能會建議你每週快走一個鐘頭三至五次，你還得改變飲食習慣。另一方面，如果你只是把各種形式的糖從飲食中完全去除，我相信結果也會讓你很驚喜。

全美國每年都有二十八萬至三十二萬五千人死於肥胖相關疾病[15]。若不及早因應，就會大幅增加你肥胖的機會，成為這個統計數字的一部分。我相信你會做出明智的選擇。

我想我們應該用演員波諾的一篇祈禱詞來結束這一節。

胖子的祈禱

維克多．波諾

主啊，我的靈魂因為我暴飲暴食而惶惑不安。
智者說：「吃什麼，像什麼。」真是說得好啊！
主啊，如果這句話是真的，那我就是個垃圾桶。

我當然希望審判日到來時，我能升上天堂，
可是以我現在的體重，我需要起重機的幫忙才行。
所以請賜給我力量，不讓我落入膽固醇的魔掌。
願我的肉體滿足於紅蘿蔔薄片，
願我的靈魂充滿多元不飽和脂肪，
給我啟發，讓我能在體適能總統諮詢委員會上做見證。

我將不再對人造奶油開口，

因為通往地獄的路上鋪滿了奶油。
鮮奶油該死，蛋糕可惡，
而撒旦就藏在每一塊鬆餅裡。

閻王潛伏在帕伏洛乳酪裡，
魔鬼躲在每一支冰淇淋筒中。
巧克力是蛇蠍，
棒棒糖是豺狼。

把我今天的每日配額給我，
但是請切成薄片，再烤兩次，
我以肥嘟嘟的膝蓋跪下祈求，
讓我從棗糖裡解脫。

等我的試煉之日結束，
等我打贏了跟麥芽牛奶的戰爭，

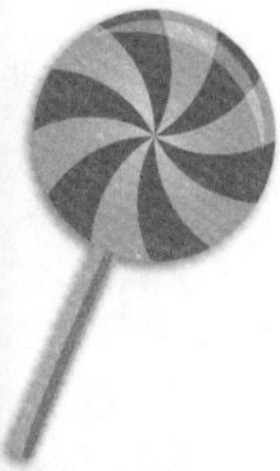

請讓我在天堂裡跟聖人站在一起，
穿著華麗的聖袍——M號的。

我辦得到，主啊，只要讓我瞭解
萵苣和芹菜的好處，
只要讓我明白美乃滋的惡毒、
米蘭通心粉的惡毒、
里昂馬鈴薯的惡毒、
還有南方香酥炸雞的惡毒。
主啊，如果祢愛我，請讓我閉上嘴巴。

波諾曾說：「我想我永遠看不到我的腳了。」他在一九八二年以四十三歲的年紀死於心臟病發，當時的體重超過一百六十公斤。

正如你會在下一節裡讀到的，吃太多糖不只會導致肥胖，也會引起很多疾病。

低血糖症：血糖低不代表要多吃糖

我已經密切注意盧嘉里歐（Roberta Ruggario）的「低血糖支援基金會」及她的作品二十多年了。看了她的書《低血糖症的日常生活準則》後，我覺得應該請盧嘉里歐針對低血糖症來寫一節，畢竟她是這方面的專家。盧嘉里歐有滿腔熱忱要讓大家認識低血糖症，就像我有滿腔熱忱呼籲大家知道糖的真相一樣。所以，下面這篇就是這一位喜歡分享資訊的專家（就像我一樣）所寫的文章。

低血糖症和糖有關連嗎？

是的，我深知箇中辛酸——我曾被低血糖症折磨，也因為不知道糖對人的身心會造成何等傷害，而飽受摧殘。

需要置之死地而後生的經驗，才能瞭解為何有些人會稱糖是白色瘟疫，是無聲殺手，也是最具殺傷力、最容易上癮的化學物質。已經有書面資料認為糖會引發致命疾病、提高犯罪率和青少年問題，甚至可能是大部分心理及情緒困擾的根源。或許已故的羅斯（Harvey Ross）博士說得最好，他在《低血糖症：醫生不會治療的疾病》一書中寫到：「吃天然不加工的碳水化合物與吃精緻糖之間的差異，就是生與死的差別，因為人類吃下精緻糖，就等於吃下致命物質。」

我年輕當母親時，不知道糖的後果，一天到晚吃巧克力蛋糕、奶油鬆餅、熱巧克力聖代和熱蘋果派等。有時候會不吃正餐，有時候又吃義大利麵和麵包等高碳水化合物當正餐。難怪我當時經常覺得疲倦、早上起不了床、晚上睡不著，有時還會頭痛欲裂。嚴重的時候我甚至會沮喪地問自己：「我快瘋了嗎？」

這種情況持續了十年（從一九六〇至一九七〇），在此期間，我看過好幾十位醫生、做過無數檢查、吞下成千上萬顆藥丸，甚至還接受了電擊治療——這種飽受折磨的結果只是告訴我，我有嚴重的功能性低血糖症，需要注意飲食！沒錯，簡單的葡萄糖耐受試驗、適當的診斷和不再吃糖，終於讓我慢慢走上復原之路。我最難過的是，四十年前發生在我身上的事，現在還發生在很多人身上。要特別注意的是，四十年前遇到血糖問題，唯一的檢驗就是口服葡萄糖耐受試驗，現在要檢查是否有高血糖或低血糖的問題，已經有沒那麼侵入性的檢驗方式了。相關資訊可以在第八十三頁討論血糖問題的章節中找到。

經由我的網站 www.hypoglycemia.org，我每天都收到將近五百封來自世界各地的信。這個網站是低血糖支援基金會的延伸。我在一九八〇年設立低血糖支援基金會，目的是要提供資訊、支援、希望及鼓勵給那些飽受低血糖折磨的人，那是我當年生病孤立無援時最需要的東西。

我想要傳達的訊息很簡單：你的問題可能不在腦部。如果你有疲倦、失眠、不知所措、緊張、情緒多變、虛弱、頭痛、憂鬱、恐懼症、視力模糊、體內發顫、突然發脾氣、突然發餓、心悸、想吃甜食、過敏或突然想哭等等現象，你可能就有功能性低血糖症——這最有可能是飲食失調、壓力和生活形態所造成的。

我要在這裡多解釋一下。以我個人來說，是飲食的改變讓我死裡逃生，不過我很快就發現，壓力及生活型態，對於控制低血糖的症狀也很重要。你不能一邊遵守完美的飲食規範，一邊又每天去做你很討厭的工作。這樣你是不可能真正快樂的；你不能既攝取絕對均衡的飲食，又一天運動五、六個鐘頭，這樣是說不通的。還有，如果你告訴自己「這樣不會有用」或「這是不可能的」，那不管你做什麼事都不可能成功。最重要的是，如果你對尼古丁、咖啡因或酒精上癮，你必須知道這三樣東西都會導致低血糖症，或讓已經存在的病症更加嚴重。所以，不論你的問題是血糖失衡還是其他疾病，整體的治療——生理、心理、情緒、精神——絕對是必要的。你不必因為任務繁重而感到害怕。只要一次一天，一次一步，同時融入教育、決心、方法和愛就可以了。

那麼，到底什麼是低血糖症？糖又在其中扮演了什麼角色？為了事半功倍、真正瞭解這種疾病，我去問了沃克（Lorna Walker）博士的意見。沃克博士是在低血糖支援基金會服務了二十五年的營養學家。以下就是她的說法。

「醫學博士哈里斯（Seale Harris）在一九二四年首先提出反應性或功能性低血糖症，並恰如其分地將此症命名為高胰島素症。現在，反應性低血糖症、機能性低血糖症和特發性高胰島素症這些名詞都有人使用。

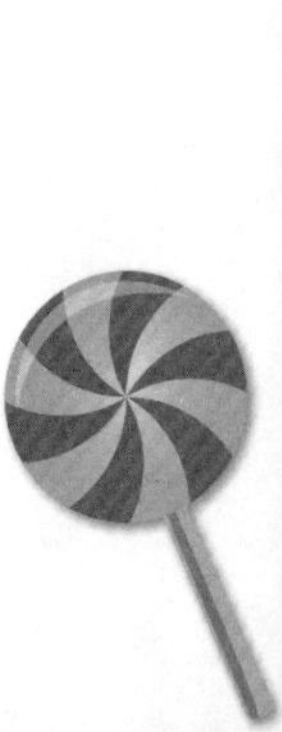

所謂低血糖症，就是胰腺對於血糖迅速升高的狀態過度敏感，而分泌太多胰島素。但這就表示是攝取糖分造成低血糖症的嗎？對於糖與精緻碳水化合物跟低血糖症的形成之間有何關連的研究很少，不過確實有經驗上的證據強烈暗示兩者之間確實有關。

最明顯的地方在於低血糖症的飲食治療。低糖與少精緻加工碳水化合物（這種東西會迅速分解為糖）的飲食，對低血糖症患者是有幫助的。只要避免啟動胰腺的食物，低血糖的狀況就能得到控制。由於美國人平均每年攝取將近七十公斤的糖，所以可以合理推論很多人會屈服於胰腺的密集攻擊，並因此發展出反應性低血糖症來。

其次，每年都有越來越多的第二型糖尿病患者被診斷出來。現在連只有十二歲的兒童都確診為第二型糖尿病患者。第二型糖尿病患者的胰島素濃度較高，就跟功能性低血糖症的狀況一樣，但是這類患者的細胞對於胰島素的訊息不再有反應。肥胖跟這種狀況有很大的關係，但我們知道胰島素會促進人體儲存脂肪，胰島素越多，儲存的脂肪就越多，所以推斷經常吃高糖、高精緻的食物，會讓胰腺疲於奔命，再也無法調節血糖值，這不是很合理嗎？我認為是的。有人引用哈里斯博士的話，說：『今天的低血糖，就是明天的糖尿病。』治療第二型糖尿病的對策，就是減重（降低胰島素的敏感度），並採用與治療低血糖症一模一樣的飲食。有這樣一個常識就能推斷的證據指出低血糖症有膳食上的原因，科學界實在應該開始進行必要的流行病學研究，證明此推斷無誤！」

因此，不論你是確診患有低血糖症，或只是認為自己有，第一個需要的就是教育。盡你所能地瞭解這種病症，然後，身為一個具備相關知識的病人，你就能明智地選擇一個能幫助你診斷與治療的醫生。恭喜自己吧——你現在已經走在通往復原的道路上了。

感謝盧嘉里歐，她的這段文章裡有很多重要的資訊。對有血糖困擾的人來說，飲食計畫（三）（請見第二二八頁）是最適當的飲食方式。你可以依據這份飲食計畫，每天少量多餐四至五次，幫助自己回復正常。這對有低血糖症的人很重要，有助於維持血糖的穩定。你也可以至醫療院所檢查，找出身體過敏的食物。吃了會過敏的食物可能會讓血糖升高或低於正常值，引發你不樂見的後果。

別把糖當玩具哄小孩

「小女孩就是糖、香料與一切美好的事物做的。」這首童謠談到小女孩非科學的構成，或許其中含有豐富的資訊，足以供未來的社會學家研究以前那個辛苦的時代（或許現在仍是）對性別角色的期待。傳統上女孩子和女人都是持家的人，所以自然會讓人想像有個神奇的程序，把糕點的原料變成了女子身體的一部分。不過在實務上，這首童謠說錯了——小男孩也是糖做的。

從統計上來看，十幾歲的小男孩每天攝取的糖和其他甜味劑，平均是一杯，居所有性別及年齡層之冠[16]。不過其他組別的孩子也不遑多讓，所以很多人都有問題——或者很快會有問題。

糖很早就在其中佔了一席之地。很多新生兒在出院回家之前，都會注射百分之五濃度的葡萄糖點滴。有些嬰兒奶粉，例如美強生的 Enfamil、ProSobee Lipil、亞培的 Similac Go & Grow 等，都加了某種糖或高果糖

漿。因此，最好仔細看一下奶粉的標籤，並打給廠商問個清楚。不要被亞培的心美力有機奶粉（Similac Organic）給騙了，它裡面含有原蔗糖。市面上確實還是可以找到不添加任何一種糖的奶粉，「Calm Nat 嬰兒配方奶粉」就是其一。把你的顧慮告訴醫護人員，請教對方的意見。糖是一種成癮物質，在你從小模仿父母的飲食習慣逐漸長大時，就會慢慢成癮。不健康的父母會養出不健康的孩子，因為父母會把不健康的飲食習慣傳給孩子，讓孩子在子宮裡就開始有了糖癮。有一項在倫敦進行的老鼠實驗顯示，懷孕及哺乳的母鼠若攝取高糖飲食，生下的後代本身也會偏好垃圾食物。吃高糖食物的母鼠體重會快速增加，但吸食母奶的小老鼠甚至比媽媽更肥。

從小就習慣這種飲食，怎麼能不預期我們的孩子長大後會離不開甜食？

本章要討論的是糖引發的疾病，雖然這一節的重點並不是某一種特定疾病，但還是應該瞭解讓孩子吃糖會造成什麼樣的惡果。

總而言之，我們不能再給孩子吃糖了。

糖對兒童的影響，比大人更嚴重

糖對兒童的影響，可能比大人更嚴重，因為孩童對糖的反應很強烈，身體的化學作用也會攪盪得更劇烈。兒童的部分身體系統還未完全發育，例如免疫系統還在培養對抗感染該有的免疫力，而消化系統還必須學習去處理各種食物。

兒童的身體還在學習與持續運作，糖會讓它更辛苦。不過至少兒童恢復體內平衡的能力比大人好，因為兒童還沒有讓身體習慣濫用糖的快感。這些身體的化學變化不只會引發疾病，譬如過敏或氣喘，在很多研究中，也顯示會讓兒童的情緒劇烈起伏，包括過動、激進、悲傷、低自尊、狂躁、嗜睡等等。

有很多方法可以解釋糖如何對情緒及精神產生影響。威廉·庫克博士就在他的文章〈為什麼吃糖會讓很多孩子過動〉中指出其中一種解釋，那就是白色念珠菌。白色念珠菌是一種需要糖才能存活的酵母。由於免疫系統受到壓抑（我在這本書裡已經提到過好幾次了），使念珠菌在體內肆無忌憚地增生。有一份研究提到，餵食葡萄糖的老鼠消化道中滋生念珠菌的機率，是不餵食葡萄糖老鼠的兩倍。很多研究念珠菌的研究人員都發現，體內有念珠菌的人，腸的穿透性都比較高，這種情況會讓消化不完全的食物進入血液中。身體遇到這些入侵的微粒，就會分泌一些會影響情緒的化學物質。[17]

我認為糖影響情緒的方式還有好幾種。我的研究重心主要是礦物質之間的關係，當身體失去平衡時，會導致體內酵素和激素的生成機制變得亂七八糟，甚至影響到通知身體思考與感覺的神經傳導物質，以及睪丸素，這就跟人出現攻擊性的行為有關係了。

糖對於兒童的副作用

肥胖當然是讓兒童戒掉糖的好理由，因為兒童的肥胖情況日益嚴重。

不過要讓孩子不再吃糖的最主要原因，是第二型糖尿病。原本兒童較容易罹患的是第一型糖尿病，但是現在罹患第二型糖尿病的兒童也越來越多了。

第一型與第二型糖尿病的不同

第一型糖尿病以前叫做「青少年糖尿病」或「胰島素依賴型糖尿病」，是一種胰腺製造太少或完全不製造胰島素的慢性病。雖然任何年紀都可能出現第一型糖尿病，但通常是在童年或青少年時期發病。醫界相信這種糖尿病是遺傳或病毒引起的。儘管醫界積極投入研究，但至今第一型糖尿病仍無法治癒，只有不到一成的糖尿病是第一型的。

第二型糖尿病較為常見，這是指身體可能仍分泌足夠的胰島素，但它已經對胰島素的作用產生抗性，或者身體分泌的胰島素不夠，無法讓血糖值維持正常。第二型糖尿病的治療需結合飲食、運動、服藥及注射胰島素，視病情而有不同的組合。很多人只要改變某些生活型態的致病因子，

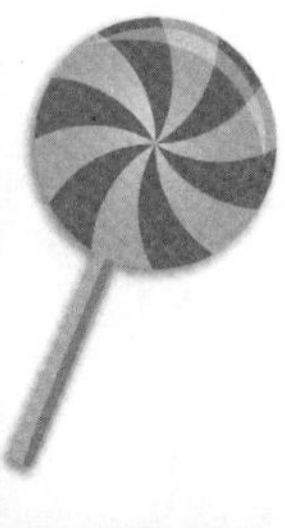

就可以不需要注射胰島素。九成以上的糖尿病都是第二型的。

兩種類型的糖尿病都可以藉由飲食來改善，而且很多時候都極有幫助。要改善食物過敏，或身體無法適當處理某些食物的情況，請立刻進行「飲食計畫（三）」（請見第二二八頁）。

科學證據及觀察證據

若研究一下糖對兒童的心理及情緒有何影響，或許就會發現教育系統之所以會失敗的其中一個小小的原因了。受到糖影響的兒童會很難專心，或者變得嗜睡或過動。這些狀況都會影響學業成績和學業發展。這是美國史上第一次，你的孩子從中學畢業的機率有可能比你低。每四個小孩中，有一個會中輟。至於弱勢族裔的學生，每三個小孩會有一個以上念不到中學畢業。[18]

減少孩童在學校吃到的糖量，過去就發揮過極大的效用，現在也是一樣。下面這個故事會讓你會心一笑，而家裡有國小學童的人，我希望你能到「健康的孩子，聰明的孩子」網站查詢更多資訊（請見「相關資源」第二九二頁）。

一九九八年，伊芳・桑德斯巴特勒（Yvonne Sanders-Butler）當上喬治亞州利索尼亞市布朗斯米爾小學的校長。當時全校有兩成的學生過重，很多學生都吃一種「典型」的早餐——甜甜圈、糖果或一杯飲料——不然就是什麼都不吃。當時大約有三百名學生藉故申請不上體育課，也只有一半的學生通過州政府辦的學業測驗。

在家長會的同意下，桑德斯巴特勒校長禁止餐廳及午餐盒販賣糖果、飲料及含糖點心。學校每天會檢查學生的午餐和點心，只要發現甜的東西，就用香蕉或蘋果來交換。所有學生和家長還簽了一張健康宣言，切實遵守的人可以不用寫功課，還有獎品可拿。現在，布朗米爾斯國小沒有一個小胖子，而且八成的學生都通過州立考試。二〇〇八年九月，美國又有十七個學校響應這個叫做「健康的孩子，聰明的孩子」計畫。桑德斯巴特勒目前在羅伯特伍德詹森基金會服務，協助將此計畫推廣至全世界。[19]

其他國家也有糖的問題。在挪威，每人每年平均喝掉約一百一十五公升的飲料，這是以問卷調查五千位高一學生得出的結果。在這項研究中，百分之四十五的男生和百分之二十一的女生承認每天喝不只一罐的汽水。這項問卷的問題試圖找出汽水攝取量跟學童的行為問題及許多常見的心理健康指標之間的關連。這些指標包括：焦慮、過動、昏沉、悲觀、驚慌、悲傷、低自尊、失眠，還有被負擔壓得喘不過氣來的感覺。每天喝四罐或更多飲料的兒童，在過動及整體的行為及心理問題上得到的分數最高；反之，飲料喝得越少，分數就越低[20]。（要瞭解更多其他國家的飲食習慣，請見第二〇九頁「偏遠地區的狀況」一節）。

這項研究還提出幾個無法單純以問卷來檢驗的想法——研究人員發現汽水中的高熱量可能會讓學生有飽足感，就不吃營養的正餐。營養的正餐有助於穩定血糖，也含有鐵和蛋白質等會影響情緒的營養素。

還有一些研究人員跟我一樣，認為大部分跟槍擊或摔傷無關的成人病痛都跟糖有關係（請往前翻到第三十七頁，參考「糖對健康的一百四十種

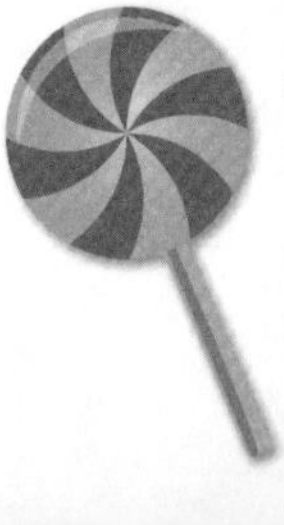

危害」，以瞭解這句話的嚴重性）。很多人可能會合理推斷，對成人不好的事，對兒童也不可能會好；他們這麼想是正確的。

遺憾的是，現有的研究結果剛好相反。到目前為止，還沒有真正確切的科學證據能證明兒童的情緒跟含糖飲食有關。我前面提到的那幾篇支持這個假設的研究，算是很好的開始了，但有些已經發表的研究卻顯示兩者之間並沒有關連，也因此抵銷了許多證明有關連的研究的力道。不過我要請你暫且把科學放在一邊，想想我們親眼見到的觀察證據。近幾年來，兒童越來越胖，越來越懶，越來越任性。我相信你應該多多少少會注意到這些現象。有多少次你在大賣場裡看到鬧脾氣的小孩看到玩具就要買？還有當你遇到小孩無理取鬧時，有多少次他在兩個鐘頭內曾吃過可樂、糖果或巧克力蛋糕？還有多少次你自己發脾氣時，是因為心情不好、想要吃甜食？

我們可以用自己的眼睛看看糖到底如何影響了孩子。我們知道問題在哪裡——難的是解決辦法。

將糖從兒童的飲食中趕出去

糖癮比其他癮頭更難克服，而且社會還不肯幫忙。太多節日都是賀卡公司和糖果公司創造出來的。跟糖有關的節日一大堆：情人節、復活節、萬聖節、聖誕節、感恩節、美國國慶日和猶太光明節等，都是沒有糖果和糕點就不算完整的節日。

我們也別忘了還有女童軍餅乾、教會的糕點拍賣會等習俗，以及普遍的兒童慶生會。再加上孩子又是跟著汽水一起長大的。

糖對人不好，尤其是小孩子。那麼現在該怎麼辦？要怎麼把糖從孩子的飲食中趕出去？

以我的經驗來說，首先父母要先評估自己的糖攝取量，以身作則。我剛開始時甚至沒辦法要我自己的孩子（一個七歲，一個十一歲）想像減少吃糖這件事，直到我自己先少吃糖。少吃糖帶給我許多好處，其中一個就是我的心情變好了。我相信心情較好的我，創造出一個心理更健康的家庭

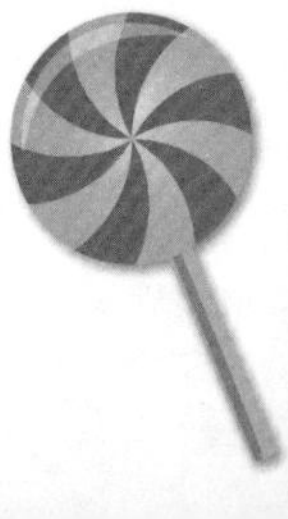

生活，也因此幫助了我的孩子。我認為我立下好榜樣，讓他們在面對糖和所有食物時，做出良好的決定。

我沒有逼孩子立刻完全不吃糖，而是循序漸進，先讓他們一天只吃一樣點心，過一陣子後才完全不吃。到了萬聖節，我會讓他們吃一點糖果，剩下的就全丟掉。我一直等到兩個孩子都不再出門去參加「不給糖就搗蛋」的活動後，才想到要給他們禮物來獎勵他們不再去要糖果。

不用說，我是一開始就不准他們在家裡喝飲料的。

我的孩子當然會在外面吃糖，但是我很少說話，因為我不想對我看不到的糖囉唆。管得太嚴有時反而會讓孩子反彈，為叛逆而叛逆。不過至少我不會再買甜食給他們吃，也不在家裡擺一堆零食。

我的研究也給我一些很有趣的教育工具，在說服孩童不再吃糖這件事上效果很好。你可以要孩子把食品上的標籤念給你聽，讓他們告訴你那東西裡面有多少公克的糖。然後你可以跟他們說四公克等於一匙，請孩子把等量的糖舀在杯子裡，看他們吃進去了多少糖。不要再用甜食來獎勵孩子，我相信一些小東西（例如氣球、蠟筆，或其他文具店或十元商店買得到的小玩意）也一樣可以達到目的。萬聖節時，我女兒想到一個很好的主意，不要再給來討糖吃的小孩糖果或其他垃圾甜食，而是給他們網路上賣的那種會在黑暗中發光的項鍊。

如果你的孩子有以下任何一個問題，我建議你先完全不要讓他吃含糖食物，至少維持十天。

- 過敏
- 沒辦法超過四個鐘頭不吃東西
- 一年至少感冒或細菌感染一次
- 很難專心
- 很難入睡或很愛睡
- 經常頭痛
- 過動或無精打采

- 成績不好
- 很多蛀牙
- 過重

反正讓孩子十天不吃糖你也不會有什麼損失。事實上，不買飲料、冰淇淋、蛋糕、糖果之類的東西，你或許還可以省下很多錢。你甚至還可能減輕很多孩子目前的症狀，讓他更健康。孩童早期出現的症狀，也可能就是成年退化性疾病的徵兆。

不過要注意的是，並不是所有兒童的問題都是飲食問題，所以把含糖食物從孩子的飲食中趕出去，不見得是一勞永逸的作法。這個辦法絕對值得一試，但孩子生活上的其他事也必須注意，才能相輔相成，達到最好的效果。

你可以控制孩子在家裡吃的東西，所以現在就開始吧。

代謝症候群：困難的主題，簡單的答案

醫生似乎很喜歡在某些病名後面加上「症候群」三個字，好像故意要把人嚇壞似的。不過以代謝症候群來說，或許我們真的應該害怕。據估計，美國有百分之二十五至百分之五十的成人有，或者可能有代謝症候群。[21]

代謝症候群的特徵是跟一群代謝危險因子有關的病症[22]。有項研究認為，如果你有以下狀況的其中三種，就可能有代謝症候群：

- 血壓升高（收縮壓大於一百三十，舒張壓大於九十）
- C—反應蛋白增加，這表示血液中有發炎現象
- 空腹血糖值偏高（110 mg/dL 或更高）
- 三酸甘油脂偏高
- 腰圍過粗（男性三十九吋，女性三十六．五吋）[23]
- 高密度脂蛋白少（男性低於 40 mg/dL，女性低於 50 mg/dL）
- 低密度脂蛋白多（大於 150 mg/dL）

- 總膽固醇偏高（超過 200 mg/dL）

以上症狀如果有三項或三項以上，建議應該去找醫生檢查一下。

胰島素抗性

有些代謝症候群的症狀我們在前面已經討論過了，現在讓我們花點時間來定義最重要的一項——胰島素抗性。攝取高度精緻的碳水化合物多年後（尤其是有家族相關病史的人），會讓胰島素受器負荷過重，最後就無法正常運作了。

還有別的因素會導致胰島素抗性，抽菸就是其中之一。抽菸會增加胰島素抗性，讓代謝症候群的後果更嚴重。如果你有抽菸的習慣，請把這一點加入你該戒煙的理由內。[24]

新陳代謝正常的人在攝取糖分後，胰腺會分泌胰島素，發信號給對胰島素敏感的肌肉和脂肪組織，讓肌肉和脂肪組織吸收糖分，將血糖降至正常值，也就是讓葡萄糖濃度回到體內平衡的狀態。

但是有胰島素抗阻狀態的人，正常的胰島素值所發出的訊號，無法刺激肌肉和脂肪細胞去吸收葡萄糖，此時胰腺只好分泌更多胰島素，好讓細胞能夠啟動吸收葡萄糖的功能——較高濃度的胰島素確實能適當控制血糖值，至少能維持一段時間。身體本身的胰島素或注射胰島素都可能發生抗阻現象。

胰島素還有一些較不為人知的作用，最近才浮上檯面。這些作用包括：

- 提高C－反應蛋白濃度，這表示體內有發炎。
- 提高血清三酸甘油脂濃度。
- 增加合成膽固醇，進而提高血液中的膽固醇濃度。
- 鼓勵儲存脂肪，而不是燃燒脂肪，進而導致肥胖。
- 高胰島素濃度。
- 增加正腎上腺分泌，可能會讓血壓升高，脈搏加快。
- 提高血塊形成的傾向。[25]
- 產生糖化，也就是葡萄糖跟蛋白質以非酵素的方式結合。如此可能導致白內障、皺紋及其他問題。

- 降低高密度脂蛋白濃度，增加罹患心臟病的風險。
- 提高血液中的低密度脂蛋白濃度，增加罹患心血管疾病的風險。
- 留住鈉（鹽），引發血壓升高。
- 刺激腦部和肝臟，讓你感覺飢餓，製造脂肪。
- 讓動脈壁變厚，使血管硬化，導致血壓升高，增加心血管疾病的風險。
- 第二型糖尿病。
- 干擾激素平衡。激素是相互作用的，要是其中一種增加或減少，其他激素就得分泌更多，以維持體內平衡。胰島素首當其衝，因為這是食物最先接觸到的激素。接下來受到影響的依序是甲狀腺、腦下垂體和腎上腺。

如上列清單所述，胰島素濃度高，會導致肥胖，這種情況也稱為「糖胖症」，因為第二型糖尿病和肥胖往往是息息相關的[26]。這是全世界普遍存在的問題，在美國和許多開發中國家，如中國和印度，糖胖症比例已經達到流行病學的程度了[27,28,29]。以美國來說，從一九三五年到一九六六年，第二型糖尿病的發生率上升了百分之七百六十五[30]。而據估計，全球的比例到二〇一五年也將上升至百分之四十六，從一億五千萬人增加到兩億兩千一百萬人。[31]

其他跟代謝症候群有關的事

一項研究顯示，有代謝症候群的人氧化壓力的風險會增加三・七倍，而氧化壓力跟心臟病及高密度脂蛋白濃度變低有關。兒童喝下含高果糖漿的飲料時，長大後發生心臟疾病的風險也會增加。我已經討論過果糖的特定作用，但任何高糖飲食似乎都會對代謝症候群和心臟病產生同樣的作用。因為糖吃太多而變胖的兒童，長大後更可能發生心臟病或代謝症候群。[32]

發炎似乎也會引發代謝症候群。發炎的過程是要保護身體免於受傷、外來入侵者的攻擊，以及過敏。糖會因為全面壓制免疫系統而造成食物過敏。發炎就是這個過程的副作用。抽血檢查C－反應蛋白及介白素－6就可以得知血液中是否有發炎反應。

有一項為期五年的研究，追蹤老人的知能損傷情況，企圖判斷發炎與代謝症候群之間的複雜關係。受試者的平均年齡是七十四歲。結果顯示有代謝症候群的人，在接受全面性的心智功能（記憶、錯亂、敏捷度）測試時，更可能出現成績退步的現象；若既有代謝症候群又出現高發炎反應，心智功能的衰退最為明顯；有代謝症候群但低發炎反應的年長者，心智測驗結果明顯優於前述狀況。當然，表現最好的還是沒有代謝症候群的健康老人。[33]

壓力也跟代謝症候群有關，這也可以解釋為什麼降低壓力就可以明顯降低代謝症候群的指標。用力擊打牆壁可以消耗精力、釋放壓力（雖然要花錢補牆可能會引發新的壓力），但並不是每個人都以消耗體力的方式來釋放壓力，所以也可能需要其他的抒壓方式。二〇〇六年有一項研究，主題是靜坐禪修對代謝症候群及心臟病的危險因子有何效果，結果發現連續十六週的靜坐禪修可以明顯改善代謝症候群及心臟病的風險指標[34]。因此，我建議你可以學習靜坐、禱告、對日記傾吐心事、用瑜伽功法將自己扭成奇怪的姿勢、跟狗玩等等。依據自己的喜好，就算只挑其中一樣來做，也有抒壓的效果，降低罹患代謝症候群的風險。

戰勝代謝症候群

傳統上都認為人會變胖、得糖尿病、產生胰島素抗性等等疾病，都是因為飲食中的飽和脂肪比例太高[35]。但是近來的研究顯示，大量攝取普遍存在於飲料中的單糖以及精緻碳水化合物也是代謝症候群患者大幅增加的原因[36]。更確切地說，美國醫學會出版的期刊《循環》曾引用一篇研究，直指飲料是罪魁禍首。在研究前每天都喝一罐甚至一罐以上汽水的受試者，在研究開始時就已經患有代謝症候群的機率，比起汽水喝得較少的人多了百分之四十八（跟他們喝的是一般汽水還是無糖汽水沒有關係）；而那些在研究開始時還沒患有代謝症候群的人，到了研究結束時，每天喝一罐或一罐以上汽水的人，罹患代謝症候群的機率比起汽水喝得較少的人，多了百分之四十四。[37]

解決辦法很簡單：更健康的飲食、更常運動。怎樣算是健康的飲食，因人而異，但是有幾項特點似乎是共通的，例如吃完整的新鮮蔬果，限制來自罐子、紙盒、透明袋、塑膠袋或包在其他人造物質裡的食物攝取量[38]。（更詳細的飲食計畫，請見第二二五頁）。

結合飲食與運動，就能幫助你避免代謝症候群。研究顯示，吃大量的蔬果可以降低罹患代謝症候群的風險，減少C－反應蛋白的數量。C－反應蛋白數量升高就是代謝症候群的危險因子之一，所以當然是越低越好。[39]

總歸一句，多吃蔬果多活動，現在就能幫助你，長期下來也會有顯著的效果。

失智症：會腐蝕牙齒，也會腐蝕大腦

醫生都同意糖會蛀壞牙齒，但對於糖是否會引發心臟病、中風、糖尿病和癌症，看法就不那麼一致；認為糖也可能會損傷心智的看法，在主流醫界就更具爭議性了。

不要認為我是胡說八道——糖確實可能引起大腦退化，更確切的名稱叫失智症。你可能以為你的膽固醇有他汀（statin）、心臟有阿斯匹靈、多餘的肥肉有緊緻霜，一切就都萬無一失了，結果來了一個失智症，讓你老是忘了準時吃

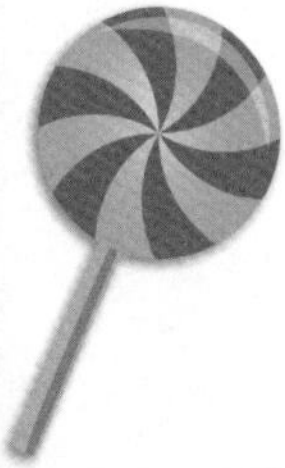

藥，引起一堆新的問題。到頭來，這可能會比吃太多糖更快害死你。

什麼是失智症？

失智症泛指任何心智功能的衰退，涵蓋短期及長期記憶、邏輯、語言及人格等。大部分的人都認為失智症只有阿茲海默症，雖然這確實是最常見的失智症，但失智症還有其他類型。嚴重的中風病人也可以算是失智症病人，不幸吃了狂牛病牛肉的病人也可以算是。狂牛病是牛隻的致命疾病，會影響中樞神經系統，讓牛變得步履不穩、性情焦躁。人剛染病時會出現錯亂，個性及行為改變，然後慢慢進展為失智症。大部分失智症都被認為是老人的問題，因為很多人都認為神智不清是老化的必經過程。

失智症的病因為何？

從科學的角度來看，糖和失智症似乎跟讓你以及你親愛的人受苦的各種心理疾病密切相關。血管型失智症是第二常見的失智症，在中風、高血壓或糖尿病的病人身上似乎很常見。血管型失智症的原因可能有二，一是醣類代謝產生的終級產物會直接攻擊神經末稍。另一個更廣為接受的說法是中風、高血壓和糖尿病都會限縮流到腦部的血液，進而殺死腦細胞。如果血管型失智症跟這些與糖有關的疾病高度相關，便可以合理推斷，為了因應這些病症而改變飲食，應該也可以同時緩解病變中的大腦。

關於失智症的研究

一項為期四年、針對失智症婦女所做的研究發現，血糖值正常的婦女有百分之六會罹患失智症，或者讓病徵加重；而患有糖尿病的婦女心智衰退的機率比血糖正常的婦女高了百分之十二。同一份研究還有第三類，對象是糖尿病前期的患者，這些人的狀況是空腹時血糖異常，也就是在空腹時，血糖值高於正常值，但是還不足以確診為糖尿病。糖尿病前期的人心智衰退的機率也增加了百分之十。[40]

一九九四年，一項以凱瑟保險公司（Kaiser Permanente）的病人為對象的研究，發現了失智症跟肥胖（又是一個跟糖有關的疾病）之間的關係。研究人員從民間經營的健康維護組織（HMO）保存良好的病歷中，找出一九六四年至一九七三年間，年齡介於四十至四十五歲的肥胖者，而且這些人在一九九四年研究結束時，仍然是該院的病人。分析這些人的病歷後，發現病態性肥胖的人（BMI值等於或大於三十），相較於BMI值正常的人，後來得到某種失智症的機率多了百分之七十四；而體重過重的人（BMI值介於二十五和二十九．九之間）得到失智症的風險則是多百分之三十五。這項研究的對象有男有女。[41]

也有研究人員從其他角度來研究糖和大腦損傷之間的關係，例如C—胜肽指標。C—胜肽是一種酵素，被用來當作驗血結果的指標，可以看出血液中含有多少胰島素。如果血液中驗出較高的C—胜肽，很可能代表身體分泌的胰島素超過需求的量，因為肌肉不接受這些胰島素，而胰腺又一直持續分泌。C—胜肽越多，表示血液中的胰島素越多。

在一項研究中，七百一十八位沒有糖尿病的婦女抽血提供血液中的C—胜肽數值。這項研究在一九八九年六月十四日至一九九〇年十月四日之間進行，受試婦女當時的年齡介於六十一歲至六十九歲（不過整個研究一直到十年後才完成）。二〇〇〇年時，研究人員以電話訪問了所有的受試者，兩年後又做了一次。訪問內容是提出一些問題，測試受試者的認知能力、口語記憶及專注力。血液中測得C－胜肽量在前百分之二十五的人，很可能在驗血十年後患有某種失智症。不管有沒有糖尿病，血液中胰島素濃度偏高都不是好事。[42]

二〇〇六年，一位哈佛醫學院的研究人員檢查了六十位七十歲以上的糖尿病患者。這位研究人員以心智損傷的標準化測驗給病人測試，同時還做了憂鬱測試。研究結果顯示百分之三十三的受試者有憂鬱症狀。根據美國國家心理衛生研究院，美國沒患有糖尿病的老人，只有百分之一至百分之五受憂鬱症所苦。同一項研究的結果也顯示，百分之三十八的受試者在心智損傷的測驗中得分很低。飲食中的含糖量太高可能導致糖尿病，這是已經確定的事，而這項研究又顯示所有受試的糖尿病患者中，有百分之三十八的人有認知退化的症狀。而在所有人口中，有百分之二十二的人到了七十歲會有心智衰退的症狀。[43]

阻止大腦退化

由此看來，科學似乎顯示吃糖和失智症是有關係的。

雖然對於狂牛症我無能為力，但其他類型的失智症我幾乎都能幫上一點忙，那就是給你跟其他問題一樣的建議：停止吃糖、停止吃會讓你過敏的食物、處理你的情緒和精神問題，還有多運動。我在此提到的研究明顯都認為應該將糖從飲食中除去，並面對憂鬱問題。沒有人希望自己做什麼事都半死不活，但是你吃下的糖越多，變成這種狀態的機率就越高。

癌症：失控的嗜糖細胞

沒有人希望聽到「癌症」這兩個字。承認吧，如果你在醫生的診療室聽到這兩個字，你會縮成一顆球，希望醫生其實是在隔壁房間說別的病人。我們會本能地以為癌症是會傳染的，還得提醒自己並不是這麼一回事——至少跟一般傳染的定義並不一樣。但是以我們吃糖又不運動的情況來看，這已經跟傳染病差不多了。

癌症是指身體細胞生長失控並致病的狀況。研究顯示，即使是健康的人，不論飲食習慣和生活形態為何，體內也一直會有細胞因為環境中自然存在的各種壓力源而受損及突變。不過健康的人或許永遠不必擔心罹癌，因為他們的免疫系統會發揮作用，消滅威脅——而且通常在他們下一次定期檢查之前就完成任務了。

癌症的成因是什麼？

不健康的人可能會因為免疫系統受到飲食和負面情緒的壓抑而得到癌症。因為環境而受損的細胞無法及時得到修護並恢復平衡，就會繼續生長，進而發展成為癌症。簡單來說，癌症就是任何一種受損或不正常的細胞不受控制地生長而形成的病症。[44]

我在前面討論過，因為糖和其他不健康的飲食所引起的礦物質失衡，會影響到激素的正常運作，而免疫系統和其他身體的系統都要仰賴激素。面對癌症時，糖會對免疫系統產生壓抑，應該是治療癌症時必須徹底禁食糖的首要理由。如果免疫系統能恢復健康，並開始發揮作用，想想看各種癌症的治療法將會變得多有效果。

人罹癌的理由各有不同。有些人是菸抽太多；有些人是吸入太多市區的髒

空氣；有些人是喝了受到污染的水，或者，有時候是因為水消毒過度了。其他癌症的成因或風險因子可能包括日曬、人類乳突病毒、毒素、石綿、食物污染、殺蟲劑等等。

研究也顯示，西方飲食常見的高蛋白低蔬菜飲食，跟較高的癌症發生率有關。年齡也是一個因素，因為身體運作的時間越久，就更有機會讓細胞受損或突變。因此老年人罹癌的風險比較高。最後，有些人一出生就有對癌症敏感的基因，如果他們的生活型態又一直刺激到免疫系統，就更有可能得到癌症。

糖會餵養癌症

自從瓦柏格（Otto Warburg）醫生在一九三一年以癌細胞的能量循環研究獲得諾貝爾醫學獎後，糖就跟癌症進程連在一起了。瓦柏格醫生發現，正常細胞要有氧氣當作催化媒介，轉化能量，才能發揮最佳效用，但不正常的細胞可以不靠氧就轉換能量。這種缺氧的癌化進程類似激烈運動後身體產生乳酸，或是啤酒酵母將糖或植物纖維轉成酒精、二氧化碳和水。以上這幾個過程都少不了糖。

瓦柏格也描述了癌症如何讓身體將蛋白質轉成糖，而不是將碳水化合物或脂肪轉成糖。這個過程叫做肝糖生成（glycogenesis），會讓身體日漸消瘦，因為身體為了餵飽癌細胞，會讓自己挨餓。此外，身體也必須努力趕上癌細胞擴展的速度，這個速度比正常細胞擴展的速度快了八倍。最後的結果往往難逃一死。[45]

還有其他線索顯示糖會餵養癌細胞。在血液中加微量的放射性葡萄糖溶液，就能以正子斷層造影來偵測癌細胞，這並不是意外。葡萄糖溶液會立刻奔向癌細胞，而溶液中的放射物質會凸顯腦部及其他組織中的不正常區域[46]。許多施行正子斷層造影掃描的醫院都在網站上解釋，腦部、心臟和肺臟吸收大量溶液中的糖後，留下的放射性物質可以測量這些受影響區域的變化。不過正子斷層造影也可以用來偵測身體其他部位的癌細胞，所以或許癌症嗜糖，已經到了飢不擇食的地步了。[47]

由於胰腺會分泌胰島素，幫助我們處理血液中的糖，所以理所當然接下來我們就要從胰腺這個器官來瞭解糖如何餵養癌細胞。罹患胰腺癌的病人，在確診後第五年的存活率是百分之四。美國每年被診斷出患有胰腺癌的大約有三萬人。

有一項為期十八年的研究，追蹤了一百八十位患有胰腺癌的婦女。研究人員一一紀錄病人吃的食物的升糖指數。我們先複習一下，升糖指數是評估某樣食物讓血糖值升高的速度。將升糖指數乘以食物中的碳水化合物總量，再除以一百，就得出升糖負荷（關於升糖指數和升糖負荷，詳見第六十七頁）。研究人員將升糖指數與升糖負荷拿來跟病人生活中的其他因素交叉參照，這些因素包括抽菸、運動程度、糖尿病史、果糖攝取量，以及身體質量指數。結果如下：

- 體重過重又不愛動的婦女，習慣高升糖負荷（大於二十）的飲食，得胰腺癌的風險最高。
- 生活型態較活躍、飲食習慣為高升糖負荷的婦女，得胰腺癌的機率比生活型態活躍、飲食習慣為低升糖負荷的婦女高百分之五十三。
- 生活型態較活躍但果糖攝取量高的婦女，得胰腺癌的機率比生活型態活躍、飲食習慣為低升糖負荷的婦女高百分之五十七。[48]

北卡羅萊納州曾進行一項調查，瞭解癌症病人偏好哪一種食物和飲料。總共有二百二十二位腫瘤科的成年病人，在腫瘤科診所進行治療或去看醫生時接受了調查。一半以上的受試者向診所要來的東西包括多種餅乾、甜甜圈、什錦水果杯、蘋果醬以及果凍；一半以上的受試者要求要喝的飲料包括過濾水、咖啡、一般飲料以及各種果汁。全食物在哪裡？癌症病人的免疫系統應該要努力跟癌症作戰，而不是用來應付這些病人所吃的東西。如我們所見，糖會餵養癌症，只可惜那些人當時無從得知正確的資訊。[49]

其他針對各種癌症所進行的研究，也顯示高糖飲食和癌症之間有關。這些研究之中，至少有一項結果顯示第二型糖尿病的高風險婦女，也是乳癌的高風險對象。[50]

其他國家的研究也呈現類似的結果。烏拉圭做了一項癌症研究，顯示常抽菸、高脂及高蔗糖飲食的人，罹癌的風險高於在同領域上習慣較健康的人。光是高蔗糖飲食本身的罹癌風險就已經十分高了。[51]

同一批研究人員進一步將大腸直腸癌納入研究範圍，並發現蔗糖吃太多會讓罹患大腸直腸癌的風險增加兩倍多。葡萄糖的風險比蔗糖稍微小一點。研究人員也發現蔗糖和高蛋白質飲食之間有很特別的關聯。高蔗糖且高蛋白質的飲食，罹癌風險是只有高蔗糖或高葡萄糖飲食的五倍。[52]

糖不只會助長癌症啟動，也會加速癌細胞的生長。一項用老鼠來進行的人類乳癌研究證明腫瘤對血糖值很敏感。研究人員在六十八隻老鼠身上注射具侵略性的乳癌細胞，然後將老鼠分為三組，分別餵食會引發高血糖、正常血糖或低血糖的飲食。結果發現老鼠的反應確實跟血糖濃度有關，血糖值越低，老鼠的存活率越高。七十天後，二十隻低血糖飲食的老鼠有十九隻仍存活，二十四隻正常血糖飲食的老鼠有十六隻存活，而二十四隻高血糖飲食的老鼠，只有八隻還存活。這項研究的作者群認為控制糖的攝取量，是減緩乳房腫瘤生長的關鍵。不過我認為這項研究的結果再清楚不過了——癌症病人不是應該只控制糖的攝取量，而是應該完全不吃糖，也不吃任何水果或喝果汁。[53]

我還要特別強調，雖然糖是罹癌的罪魁禍首，也會助長癌細胞的生長，但病人的心理狀態對癌症的影響，幾乎就跟飲食一樣。研究人員發現，本來沒有癌症的人，發生了某個事件，讓他長期抑鬱絕望持續至少一年，就會增加往後三年此人罹癌的風險。這項研究進一步得出這個結論：短暫的憤怒或其他負面情緒幾乎對癌症發生率沒有影響，長期無解的負面情緒才是問題所在。[54]

防癌大作戰

飲食和正面的態度可以對抗癌症。如果你確診罹癌，應該從此將糖列為拒絕往來戶，包括水果，這樣才能把嗜糖的腫瘤餓死。完整的水果或許對健康的人有益，但即使是新鮮水果中自然存在的糖，也會餵養腫瘤。

「飲食計畫（三）」（請見第二二八頁）去除了所有可能存在於飲食中的糖：甜點、水果，還有最重要的，飲料。這樣做可以不再提供腫瘤食物，把腫瘤餓死，提昇癌症治療的效果。糖會餵養癌細胞，所以設法讓空腹血糖值保持在 100 mg/dL 以下，對癌症和很多其他疾病的治療都會有幫助。飲食計畫（三）的設計就是要達到這個目的。

癲癇：糖的攻擊

我對於糖化終級產物會攻擊神經細胞的研究，從邏輯上來看，也可以應用到癲癇和痙攣上。

癲癇是什麼？

根據《莫氏醫護保健大辭典》（Mosby's Medical, Nursing, & Allied Health Dictionary），癲癇是指重複發作的抽筋、感官擾亂、行為異常、失去意識，或者以上症狀的綜合。癲癇可以一天發作好幾次，也可能中斷好幾年沒發作。

關於癲癇的研究

從一項老鼠的研究上可以稍微看到糖對於癲癇發作的影響。研究人員在服用鋰和毛果芸香鹼的母鼠飲食中加入蔗糖（鋰和毛果芸香鹼是用來引發癲癇的藥），並測量癲癇發作的間隔，結果發現糖加得越多，發作越頻繁。我就直接引用研究人員所做的結論來強調我的看法好了：研究發現，在飲食中加糖，會讓服用鋰和毛果芸香鹼的母鼠更容易出現癲癇的症狀[55]。我們前面說過，老鼠實驗的結果，可以推估出人類進行類似實驗的結果。

預防癲癇

癲癇基金會認為可以用生酮飲食來控制這種病。[56]

所謂「生酮飲食」，是指以脂肪和蛋白質為主，搭配蔬菜的飲食法，而且絕對不可以吃任何的糖，連含有糖分的藥物都不能服用。生酮飲食必須經由專業醫藥人員控制才能進行。我不建議有癲癇的人在未經醫護人員的建議和同意下就採用這種飲食法。如果你認為自己適合這種飲食法，但醫生並不建議你採用，請找另一位醫生試試看。

通常是在傳統的抗癲癇藥物沒有什麼效果時，才會採用生酮飲食，但我個人認為，從邏輯上來說，應該先嘗試這種飲食法，這樣才能避免讓藥物入侵身體。藥物應該是最後的手段才對。採用這種飲食法的人不能攝取任何糖分，我認為這證明了糖跟癲癇發作絕對脫不了關係。

主流醫生很確定，心智的傷害是永久性的。意思就是你必須趁還來得及時，採取一些行動，例如閱讀這本書，好好吸收資訊。至於是因為血管收縮（典型的中風）傷害了智能，還是因為太多胰島素阻礙了心理機能——都一樣，一旦失去，就永遠失去了。

若我們持續破壞身體的化學作用，就更有可能罹患家族性的疾病。如果你有家人得過癌症，你的基因會讓你更有機會得到癌症。你也可能有心臟病或其他疾病的家族基因。只要我們不繼續破壞身體的化學作用，就不見得會讓那些疾病有可趁之機。有些人愛吃糖和垃圾食物，有些人對於讓自己過敏的食物照吃不誤，有些人則逃避情感上的需求。所以有些人會心臟病發，有些人會罹癌，還有些人會慢慢失智。我認為這一節裡提到的研究證明了一點，那就是你有可能害自己的大腦敗壞，而糖可能在其中扮演了極重要的角色。

偏遠地區的狀況

糖對於健康的影響，不是只有西方世界獨有。從亞馬遜河部落至中國的鄉村，西方飲食已經散播至全世界並留下印記了。

我很喜歡到世界各地偏遠的地方去旅行，甚至是一些很少有美國人能在地圖上找到的地方。我通常會帶著滿滿的故事回來，跟別人分享我做了什麼、去了哪裡，也會帶禮物送給我的孩子。此外，我還有收集當地傳統布製品的習慣。

我的孩子習慣了期待我帶回來的故事與布製品，尤其是色彩鮮豔的那種。然後，由於他們幾乎是從一開始就陪著我走這段追求健康的路程，我們最後總是會聊到這些未開發國家的人都吃些什麼東西。我得很遺憾地說，除了美國，糖也已經入侵了那些地方——只是程度有別而已。

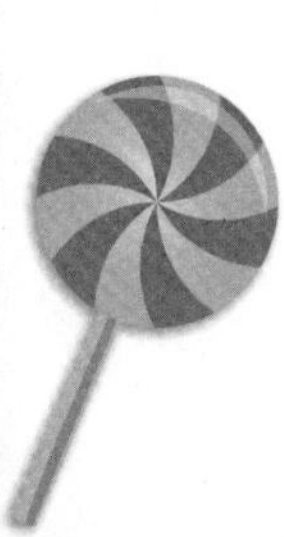

西方的影響

自從糖出現就在已開發國家肆虐的退化性疾病，正慢慢在開發中國家的飲食攻城掠地。到處都是可口可樂。據說可口可樂、貓王和耶穌是全世界辨識度最高的象徵。可口可樂和貓王的普及要歸功於美國的行銷模式，或許耶穌能達到這種地位也是美國的功勞。

我在北京市區看到漢堡王的招牌時，很納悶不知道中國的健康主管機關什麼時候才會發現，西化的飲食正讓這個國家往錯誤的方向前進？我去過巴布亞紐幾內亞首都的幾家醫院，那裡的心臟病、癌症和糖尿病的死亡率跟美國差不多。我也去過巴布亞紐幾內亞鄉下地方的醫院，那裡很少有人罹患上述疾病。我努力勸告開發中國家的醫生，盡可能讓他們的病人恢復傳統飲食，但總是得到不以為然的回應，鎩羽而歸。

我們通常認為開發中國家的人仍飽受傳染病（例如瘧疾、結核病和肺炎）所苦。儘管這些傳染病仍在世界各地的窮鄉僻壤作亂，但現代社會早就用抗生素把它們趕出大城市了。然而，吃糖成癮的現象卻很嚴重——這在每個國家都一樣，不過在基本知識匱乏的地區又加倍嚴重。當然，要說已開發國家在飲食、運動和糖這些方面懂得更多，或許太言過其實，但是至少我們有很多醫生知道要告訴病人多走路、多吃蔬果。遺憾的是，即使在這裡，也很少有醫生會告訴病人不要吃糖。

對開發中國家的影響

本書的重點之一，是糖以及加工或過度烹調的食物（西方飲食的習慣）會破壞免疫系統，而免疫系統又是人體負責對抗傳染疾病及某些退化性疾病的重要機制。因此，在一個基本衛生不佳又沒有冰箱的地方，要是有原住民喝了可口可樂或糖果棒，他罹患傳染性疾病或退化性疾病的機率就會增加。免疫系統只能應付一定數量的攻擊，再多它就累了，變得無力反擊。換句話說，衛生不良、缺少冷藏設備，再加上一點糖，就會讓疾病乘虛而入。

並不是只有我注意到世界各地飲食習慣改變的現象。一九九五年十一月十六日，我在德國特里爾的旅館房間裡，看著電視上的美國有線電視新聞網（CNN）。當我看到CNN正在報導現代飲食對墨西哥的胎兒照護與兒童發展造成的影響時，你可以想像我有多意外。

那則報導刊出幾張肥胖的懷孕婦女正在吸食長塑膠管裡顏色鮮豔的糖冰，看起來很像思樂冰。這幾個媽媽的旁邊則是她們的孩子。記者告訴觀眾，一項當地的研究證實，這些婦女生下的孩子，其智力表現有可能永遠無法達到該有的水準，原因正是母親的飲食習慣。聽到記者這樣說，我激動得差點在電視機前跳起來。

這則報導又說，醫生認為那些孩子屬於營養不良，因為他們沒有得到正常飲食中的營養素，而那正是認知功能要正常發育所不可或缺的東西。由於那正是我一向的主張，你應該可以體會我看到自己大力宣揚的觀念更廣為人知時，心裡有多開心。記者說這是因為那些父母買不起米和豆子，而糖水可以止飢。我不認同記者下的這個結論，我相信是那些女人自己已經吃糖吃上癮，根本停不下來了。

一星期後，CNN又播了一則跟健康有關的報導，同樣令我大感意外。這次的故事發生在里約熱內盧，說的是農民從種玉米改成種小麥的事。CNN拍攝這則報導的那一天，一家麵包坊賣了三萬個小圓麵包。小麥比玉米更容易加工做成熟食，可以幫里約熱內盧的婦女節省很多下廚的時間。大多數這類熟食都是用精白麵粉做成的，也就是讓小麥脫殼變白，看起來更吸引人。但是讓小麥變白的過程實際上就是去除小麥原有的維生素和營養素，那些正是小麥給我們的祖先帶來健康的成分。而且我一直認為，在這項「生命必需品」（小麥）中添加白糖，又使小麥變成更加應該少吃的食物。

此外，玉米本身無法單獨做成麵包或烘焙食品。它需要小麥裡的麥麩才能黏在一起，所以很難用玉米做餅乾、麵包、蛋糕、派和其他甜點——但是用小麥來做就很容易。現在這些開發中國家的人有能力烘焙甜點了，他們會開始從小麥中攝取很多原本不需要的精緻碳水化合物。乾烤的精白

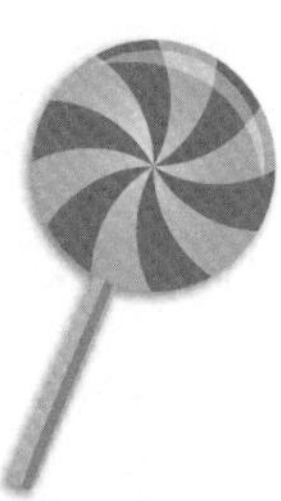

麵粉比烹煮的小麥更不容易消化。

世界銀行是一個提供協助給全世界開發中國家的組織，它在全世界大力推廣用小麥來取代玉米，因為對他們來說，最重要的事就是讓營養不良的國家有東西吃——任何東西都好。

最大的諷刺

最諷刺的是，我在旅行中發現，當地的傳統飲食總是比較健康。在中國，傳統上吃的是魚肉、雞肉和米飯。很多中國人平常都在田裡工作，或者騎單車去城裡上班。這些都是有益健康的運動。在非洲，他們的主要食物是米飯、豆類、肉，以及自然生長的蔬菜。在很多國家，鄉下地方的表現總是比城市好，因為鄉下人只有偶爾才會吃到西式飲食。

更諷刺的是，其實對大多數人來說，很多當地的傳統飲食都比西式飲食便宜。幾乎我去到的任何地方，豆類和米一磅只要幾毛錢。問題在於糖是成癮物質，所以很多人會願意多花一點錢來滿足自己對糖的渴望。當地

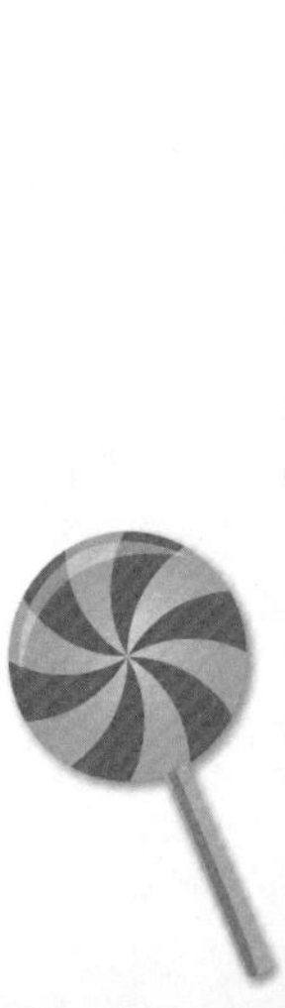

人甚至知道糖已經成為他們國家的問題，只是不知道該如何解決。我跟很多當地的醫生面對面談過，他們都告訴我當地人的飲食中有多少小麥和糖的存在。他們都笑容可掬地看著我，感謝我提供的知識和研究。可是那種微笑頷首的表情彷彿在告訴我：「妳的建議真是太好了，艾波頓博士，但還是等妳找到可以一次說服很多人的辦法時，再通知我吧。」

在此同時，我真渴望能接到另一個我還無緣探訪的地方的來電，告訴我那裡的布料鮮豔，吃的東西還跟祖先時期差不多。雖然我在世界各地的許多村莊裡都吃過這種食物，但已經一年比一年更難吃到，這一切都要拜糖、精白麵粉、速食店和可口可樂之賜。

結論

遺憾的是，這些問題可能只是冰山一角而已。由於很多人都有我們前面討論到的症狀和疾病，我希望這一章的資訊能幫助你瞭解，為什麼添加糖對於許多退化性疾病的形成會有如此毀滅性的作用。此外，由於你讓糖壓抑了你的免疫系統，當然也等於是打開大門把所有傳染性疾病都迎進門了。

那麼，現在該怎麼辦？你已經知道所有關於糖的資訊了。問題是你要做些什麼？你有兩個選擇：忽視所有你在本書中學到的東西，繼續傷害自己的身體；或者好好利用手邊的資訊，做你該做的事。為了讓自己活得更好而改變生活習慣，永遠不會太遲。

下面這一章收納了很多資訊，幫助你削減飲食中的糖，從各方面建立一個更健康的生活型態。請做出明智的決定，翻到下一頁，開始活得更健康。

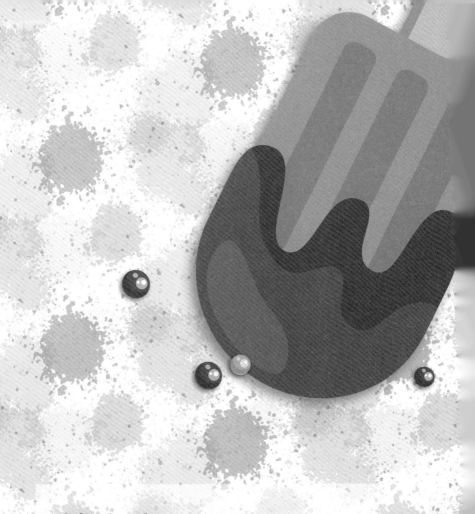

第七章
立即可行的計畫

我們活在一個科技進步、物質豐富的時代，但我們花在醫療照護上的錢，並沒有讓我們得到更好的醫療照護。往下看你就會知道，我們投注在醫療照護上的相關費用與醫療研究，相較於大家實際的健康保健情況，簡直是各走各路。

二〇〇五年，美國的健康支出比二〇〇四年多了百分之六・九——是通膨的兩倍。二〇〇五年的總金額是兩百億，每人約為六千七百美元。健康照護總支出佔國內生產總值（ＧＤＰ）的百分之十六[1]。預計美國的健康照護費用會以類似的比例持續增加，於二〇一五年達到四百億美元，約佔ＧＤＰ的百分之二十。[2]

美國的健康照護費用是國防經費的四・三倍。雖然全美國有將近四千七百萬人沒有醫療保險，但美國花在醫療照護上的錢，卻比其他工業國家都還要多——而那些國家是對全體國民提供健保的。[3]

根據經濟合作發展組織的資料，瑞士的健康照護支出佔ＧＤＰ的百分之一〇・九；德國為百分之一〇・七；加拿大為百分之九・七；法國為百分之九・五[4]。以上就是健康照護在財政上的統計數字，光聽就很嚇人。

等你知道平均壽命和新生兒死亡率後，你會受到更大的驚嚇。二〇〇六年，以全球人口最多的幾個國家來看，日本人最長壽，平均年齡是八十二・二歲。緊追在日本之後的是新加坡、香港、澳洲、紐西蘭、以色列以及加拿大。美國名列榜上第四十五名，平均壽命是七十八歲。[5]

令人驚恐的還在後頭，美國在新生兒死亡率上的表現也沒有比較好。新加坡的新生兒死亡率是最低的，二〇〇六年每千名活產嬰兒只有二・三人死亡。其他幾個在長壽榜單上名列前茅的國家，在這項統計上也領先美國。不過還有幾個國家，他們的新生兒死亡率也低於美國，這你大概就想不到了，那些國家是斯洛維尼亞、南韓和古巴。一想到我們在產科上花了這麼多經費、專業人力和研究，新生兒死亡率卻高於那些國家，實在是令人汗顏。美國每千名活產嬰兒就有六・四人死亡，排名第四十一。在我看來，我們一定是哪裡做錯了。[6]

你可能會有興趣知道，全世界最胖的國家是哪一國。最胖的是諾魯，一個小到不能再小的國家。諾魯是個八平方哩的珊瑚礁島，位於赤道南方，鄰近巴布亞紐幾內亞。由於島上有豐富的磷酸鹽礦產，所以是個非常富裕的國家。當然，有錢就會引來糖和垃圾食物。其他比美國還要胖的國家大多是小島國，再來就是科威特。全美國有百分之七四・一的人口過重，在全世界前二十名肥胖國家中名列第九。這些統計數字是依據十五歲以上的人口計算出來的。除了美國之外，榜上另一個已開發國家是阿根廷，換句話說，沒有歐洲國家上榜。BMI值介於二十五至二十九・九的人屬於過重；BMI值大於或等於三十則是病態性肥胖[7]（關於BMI值的討論詳見第九十七頁）。

我相信這些統計數字都跟糖有很大的關係，才把這些數據放進來。不過，糖雖然是主要的問題，但其他飲食和生活習慣也有影響。

這些關於健康的統計數字都不是在稱讚美國。我們前面說過，美國人吃很多糖，每人每年大約吃下六十四公斤的糖；美國政府每年補貼糖業的經費還達到二十億美元[8]。所以實際上，我們都還幫忙出錢製造了這些問題。你在第二章裡看到了一百四十個糖可能引發的問題（詳見第三十七頁），這足以證明糖對健康和荷包的傷害。我認為這些證據已經足以讓我們把糖盡量從飲食中趕出去了。

諾貝爾化學獎得主萊納斯・鮑林（Linus Pauling）也是在健康領域上貢獻良多的研究人員及作家，他曾說：「如果要我將一樣東西從飲食清單中剔除，

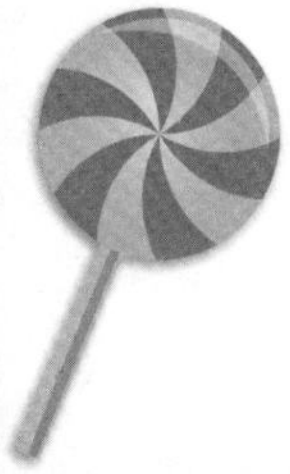

那會是糖。」鮑林博士，您真是有先見之明。

戒除糖癮

戒癮有很多方法，驟然斷除雖然是最常見的方法，但也是最不可能成功的。戒斷症狀會讓當事人無法承受，很容易又開始吃糖，以減輕身體的壓力。所以最好採漸進式。盡量把所有來源的糖先減半，也就是說，咖啡、茶或檸檬汁只加一半的糖；事先摻了糖或加工時會加糖的食品就不要買；盡量自己做東西吃。依這樣的原則維持一個星期。

第二個星期，限制自己只吃一口想吃的甜食，然後就收起來。很多年前，我想幫助孩子戒掉吃糖的習慣時，剛開始就限制他們每天只能吃一樣甜點。我利用上述的漸進方式，慢慢將糖從家裡趕出去。他們出去外面時當然會偷吃糖，可是我確保孩子每天有兩餐是在家裡吃的，所以我覺得這樣算是很成功了。

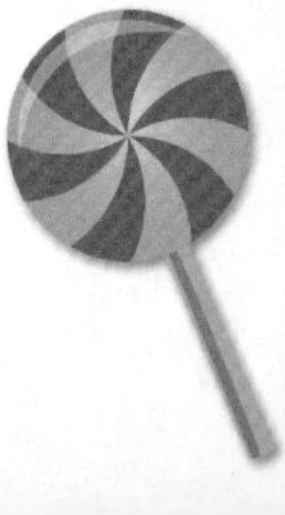

應該要記得的是，心理與情緒也會影響健康。責怪自己貪吃於事無補。心情不好或沮喪會導致血清素或其他神經傳導物質的濃度降低，這也會讓你渴望吃糖。因此，氣自己無法抗拒對糖的渴望，有可能只會讓你更想吃糖。

有些癮頭太強烈了，沒有辦法靠意志力或抗拒的技巧來克服，這時候或許「十二步驟法」可以幫得上忙。這個方法只要是文明地區大概都能派得上用場。有兩個應用十二步驟法的團體對甜食狂特別有幫助，一個是「食癮復原無名會」，另一個是「食癮無名會」（詳細資料請見「相關資源」第二九〇頁）。我參加過那些團體的幾次會議，親眼見證他們對糖癮患者提供長期的協助。

正如馬克吐溫談起自己的菸癮時說的：「戒煙很容易，我戒很多次了。」我自己戒糖的次數也多到我都不願去回想了。可是當時的我並不像現在的你，已經知道糖對自己會有多大的危害了；當時也不像現在一樣，已經有一些支援團體可以不斷提供協助。

健康人生的祕訣

我想提供一點建議，因為我相信大部分糖所造成的損害是可以逆轉的。我相信糖是現代社會的萬惡之源，才花了很多時間研究。我知道還有很多因素會破壞身體的化學作用——心理、情緒、生理、環境等等——但我總是把重心放在飲食和糖上面，因為它們對這個社會的危害實在是太大了。

大部分的人最先該做的，就是正視自己吃糖的習慣。打敗糖癮之後，若你能瞭解以下原則，它們就能成為你維持良好健康的堅實基礎。

- 生病時，你的身體對適當的醫療會有什麼反應，就看身體的化學作用恢復平衡的能力如何。
- 身體的化學作用有可能會迅速失衡。依據每個人不同的適應力，有些人會繼續失衡，有些人會很快恢復平衡。
- 生病或健康都是身體化學作用變化的結果。健康出狀況通常是身體的化學作用失去平衡，而化學作用失衡則是各礦物質之間的關係不正常所

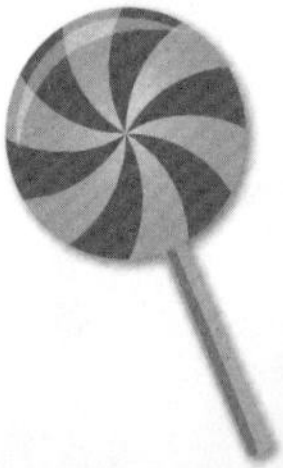

致。

- 生病的嚴重程度，由身體化學作用失衡的程度和持續時間來決定。
- 健康的人和生病的人之間唯一的差別，是前者的身體可以有效地讓身體的化學作用恢復平衡。
- 透過有意識或無意識的選擇，你可以控制自己身體的化學平衡。

瞭解並依據這些原則來行動，將能幫助你恢復並維持良好的健康。

每個人都是獨一無二的個體，對不同治療法的反應也各不相同。有些人只要稍微調整生活型態，就能大幅改善健康；有些人則需要別人幫助他找到正確的治療方式。

飲食計畫

下面這幾個飲食計畫可以有效地幫助你的身體達到並維持平衡。一開始你可以先維持平常吃飯和吃零食的習慣，然後至醫療院所檢查身體是否處在體內

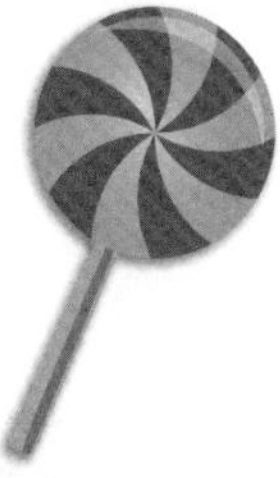

平衡的狀態。如果檢查結果顯示體內是平衡的，那你就知道你吃的東西都有被正確消化和代謝；如果檢查結果不平衡，我建議你開始遵守「飲食計畫（一）」，看能不能恢復體內平衡。如果不行，那就繼續進行「飲食計畫（二）」，若有必要就接著進行「飲食計畫（三）」。即使你沒有進行健檢，不知道自己的身體是否處於平衡的狀態，遵守這些飲食計畫還是能讓你維持健康，也能讓你感覺比以往都要神清氣爽。

如果你現在有頭痛、關節痛、疲倦（尤其是飯後）及高血壓的問題，或者有退化性疾病，也可以直接開始進行「飲食計畫（三）」。要是三星期後還是無法恢復並維持體內平衡，我建議你進行兩天的蔬菜汁排毒餐，然後再測一次。在有機商店就可以買到蔬菜汁，也可以自己用果汁機打。材料可以用西洋芹、紅蘿蔔、菠菜、羽衣甘藍，或任何綠色蔬菜，加上一點紅蘿蔔汁。每天喝大約一千五百毫升，還要喝白開水。

要注意的是，在進行這些飲食計畫時，你可能會因為沒有吃讓你上癮的食物而出現戒斷症狀。這些症狀包括發燒、沮喪、頭痛、冷顫、易怒和疲倦。有些人可能會持續三、四天，有些人甚至會持續一個星期。

這些飲食計畫裡的食物，都列在後面的食物類別中（從第二三〇頁開始），請記得要參考這份清單。

飲食計畫（一）

- 避免第四類及第五類的食物，其他東西都可以吃。
- 這樣吃七天後，評估你的症狀或驗一下尿液，如果沒有什麼效果，表示你身體的化學狀態需要更嚴格的飲食計畫。如果是這樣，或許你必須嘗試「飲食計畫（二）」。

飲食計畫（二）

- 避免第三、四、五類的食物，只吃第一類和第二類的東西。
- 這樣吃七天後，評估你的症狀或驗一下尿液，效果不好就表示你可能該進行「飲食計畫（三）」了。

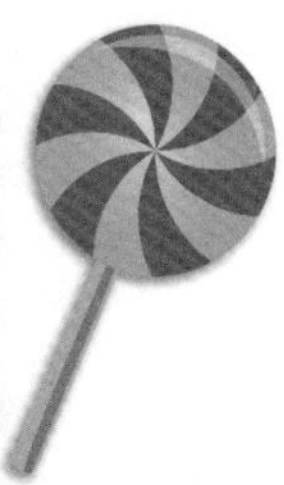

飲食計畫（三）

如果你考慮要進行這個計畫，表示你失衡的身體很需要幫忙，才能找到讓它出問題的食物。這個計畫的目的是要提供身體完整而優質的營養。大部分的人都可以輕易消化、代謝、吸收這個計畫裡的食物。這裡列出來的程序和食物，都是對身體的化學系統最沒有壓力的。

- 接下來十四天，只吃第一類食物。每種食物都吃一點點，每天吃四至五次。
- 遵守本章稍後會提到的健康飲食習慣（從第二三八頁開始）。
- 如果十四天後症狀還是沒有改善，你可能就需要專業協助了。去找合格的醫生，請他幫你驗血，找出會讓你過敏的食物。因為雖然只吃第一類食物，其中還是有會干擾你體內化學作用的食物。

早餐與點心的簡單建議

實施「飲食計畫（三）」的人常會不知道早餐該怎麼吃。在我找回健康之前，我早餐都吃巧克力蛋糕。現在我的思考模式是這樣的：如果我以前可以吃巧克力蛋糕當早餐，那現在為什麼不能吃蔬菜當早餐？這兩種食物都不是我們習慣在早上吃的東西。我現在已經愛上吃蔬菜當早餐了。下面是幾個你可以試試看的建議：

- 奶油烤馬鈴薯、酪梨醬，或豆類濃湯。
- 馬鈴薯煮熟，放入冰箱冷凍，切片後以奶油煎熱。
- 奶油燉飯。
- 玉米薄餅捲奶油、蕃茄、炒蛋和（或）酪梨醬。
- 米漿加奶油。
- 剩飯拌紅蘿蔔絲、洋蔥絲、豌豆、青豆和奶油（我的最愛）。
- 奶油燕麥（不要用即食燕麥）。
- 一杯奶油爆米花。
- 一顆蛋加切碎的蕃茄和蔬菜煎成歐姆蛋。
- 一顆蛋加玉米餅做成墨西哥蛋餅（食譜詳見第二四一頁）。

- 米餅配上酪梨切片、蕃茄、洋蔥、青椒。黃瓜亦可。

食物分類

素食者可以依自己的飲食習慣將清單中的魚、肉類剔除。如果你吃素，記得應該多吃豆類和穀類以取得足夠的蛋白質。依自己的代謝型態或血型吃東西的人，也很容易照這些飲食計畫去做。其實不管你是屬於哪一種特別飲食，都還是能夠利用這些飲食計畫。

第一類

只要處理得當、正確食用，體內不平衡的人最能接受下面這些食物，請依個人狀況把會引起反應（會讓你不舒服或過敏）的食物剔除。

綠葉蔬菜

朝鮮薊　高麗菜　萵苣　芽球甘藍
羽衣甘藍　菠菜

綠色蔬菜

苜蓿芽　青花菜　豌豆莢　蘆筍　西洋芹

秋葵　酪梨

根莖類蔬菜

豆薯　馬鈴薯　蕪菁甘藍　洋蔥　蘿蔔

蕪菁　防風草根

黃色／白色蔬菜

花椰菜　黃瓜　南瓜　玉米

橘色／紫色／紅色蔬菜

甜菜　茄子　地瓜　紅蘿蔔　南瓜

蕃茄

香料／調味料

葛根　大蒜　歐芹　羅勒　薑
野玫瑰果　桂葉　辣根　迷迭香　黑胡椒
檸檬　紅花油　奶油　萊姆　鼠尾草
葛縷子　芥末　芝麻油　辣椒　肉豆蔻
葵花油　細香蔥　橄欖油　龍艾　胡荽
牛至　百里香　蒔蘿

魚類／海鮮

鯷魚　庸鰈（大比目魚）　鯊魚　鱸魚
鯖魚　蝦　鯰魚　牡蠣　鰨（比目魚的一種）
蛤蜊　河鱸　箭魚　鱈魚　紅鯛　鱒魚
蟹　鮭魚　鮪魚　比目魚　沙丁魚
黑線鱈　扇貝　其他魚類

肉類

火腿	鴨肉	豬肉	牛肉	羊肉
火雞肉	雞肉	肝（牛／雞）		鹿肉
蛋	雉			

豆類／穀類

紅豆	菜豆	大紅豆	大麥	扁豆
糙米	豆芽菜	皇帝豆	白米	黑豆
小米	野米	黑眼豆	海軍豆	黑麥
蕎麥	燕麥	大豆	鷹嘴豆	花豆
乾豌豆	四季豆	鵝腳藜	白豆	豌豆仁

第二類

有些人的體質對這些食物比較敏感，不然這些都還算是建康的食物。

水果

蘋果	無花果	桃子	杏桃	葡萄
梨子	香蕉	芭樂	鳳梨	哈密瓜
各種甜瓜	覆盆莓	椰子	油桃	草莓
蔓越莓	木瓜	西瓜	棗子	

堅果／種子

杏仁	山核桃	罌粟籽	巴西胡桃	夏威夷豆
紅花籽	栗子	美洲胡桃	葵花籽	榛果
開心果	核桃			

香料／調味料

大茴香籽　丁香　辣椒粉　菊苣　酒石
綠薄荷

第三類

由於過度烹調、暴飲暴食，還有在食物中加糖，讓這些本來還算可以接受的食物，對某些人來說變成可能有害，尤其是那些因為持續暴飲暴食而已經危害到身體各項系統的人。

穀類

卡姆小麥　小麥麩　小麥胚芽　黑麥　全麥
精白麵粉　斯佩耳特小麥

乳製品

酪乳　奶油起司　乳清　乳酪（全部）
牛奶　牛奶做的優格

菌類

菇類	麵包酵母
啤酒酵母	

水果

葡萄	柳橙
橘子	芒果

堅果／種子

腰果	花生

其他

角豆	可樂果	糖蜜	肉桂	玉米澱粉
薄荷	低咖啡因咖啡		咖哩	鹽
一般咖啡	啤酒花	香草		

第四類

這些食物通常很容易讓人有反應，只有調適能力特別好的人，才能在經常接觸這些食物後，仍然會恢復體內平衡。攝取越多第四類食物，身體的化學系統就越快出問題。

酒精　高果糖玉米糖漿　楓糖　大麥芽
玉米糖漿　米糖漿　甜菜糖漿　果糖　糖精
蔗糖　蜂蜜　可可　麥芽糖
其他所有形式的糖

第五類

下列食物的作用跟第四類食物很類似，但是營養價值更低。這些都是藥、防腐劑、填充料、以及加工食品中常見的著色劑。盡量少吃這些東西，最好是完全不要吃。把東西放進嘴裡之前，記得看清楚標籤！

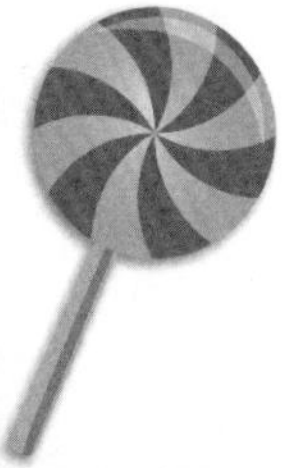

乙醯胺酚（普拿疼的成分）　*所有的藥物　味精
阿斯匹靈　食用色素　石油副產品
二丁基羥基甲苯（人工抗氧化劑）　甲醛
苯甲酸鈉　咖啡因　普服芬（退燒鎮痛用藥）　菸草

*包括成藥、醫生處方及毒品

健康的飲食習慣

不論你實行的是哪一種飲食計畫，請務必遵守下面這幾個健康的飲食習慣。

- 吃東西前問一下自己：「這個會不會影響我身體的化學作用？」
- 每一口都嚼二十下。
- 只吃自己消化得了的份量。

- 不要過度烹調。
- 不要用液體配著食物下肚——先吞下，再喝東西。
- 如果心情不好，或有煩心的事，吃少一點，嚼久一點；或甚至晚點再吃會更好。
- 與其多量少餐，不如少量多餐。
- 盡量生食與熟食各半。

吃多種食物，每種都吃一點，比大量吃單一食物好。遵守這些飲食習慣可以減少身體化學作用失衡的狀況，幫助消化，讓營養素得到充分的利用。此外，這樣也有助於培養身體恢復平衡的能力，進而改善你對適當醫療的反應。

克服甜食癮的食譜

這本書裡的所有食譜都能配合最嚴格的「飲食計畫（三）」，裡面不含任何一種糖，也沒有水果、果汁、堅果、種子類、小麥及乳製品——除了奶油和液態鮮奶油之外。乳製品最大的問題是含有乳糖，而很多人會有乳糖不耐症。不過奶油和液態鮮奶油裡面的乳糖很少。

你也可以用淨化奶油或印度酥油（ghee）來取代一般奶油，這兩種奶油裡面完全不含牛奶的成分。印度酥油可以用買的，也可以自己做，作法其實很簡單。用文火慢慢將奶油煮沸五分鐘，直到表面起泡（固狀牛奶），關火，冷卻一段時間，把表面的泡沫刮除，剩下的就是酥油了。

如果你想在這些食譜裡加甜味劑，我建議你用甜菊。這是一種無熱量的天然甜味劑，有液狀、粉狀和顆粒狀（絕對不要用第三十頁列出的那些糖）。我發現要控制食物和飲料中的添加糖，液狀的甜菊是最簡單的。不過我相信每個人都不一樣，所以你最好選擇自己最適合的甜菊類型。健康食品店和許多大型賣場都買得到甜菊。

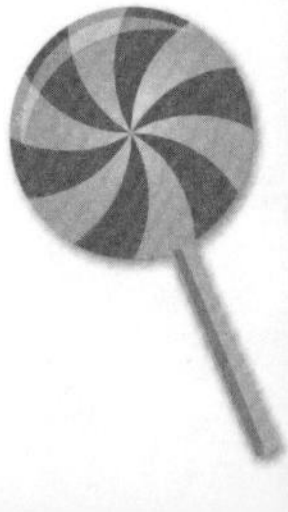

墨西哥蛋餅

（此食譜即二二八頁飲食計畫（三）的早餐建議之一）

份量：一份

玉米薄餅一張　奶油二小匙

蛋一個　酪梨切片當配菜

1. 將蛋液煮成水波蛋（水煮荷包蛋）。
2. 煮蛋的同時，用煎鍋以中火將奶油融化。放入玉米薄餅，兩面各煎約一分鐘。
3. 把玉米薄餅放在盤子上，加上水煮蛋，上面鋪加熱的莎莎醬（作法如次頁）。配上酪梨切片就可以了。

莎莎醬

好吃的莎莎醬是墨西哥蛋餅的重要成分。這個莎莎醬的作法可以做成兩杯半（四至五份）。用不完的冰起來，至少可以保存一星期。

十六盎司（四百七十五毫升）含汁的蕃茄一罐

墨西哥辣椒二根（或依口味調整）　鹽四分之一小匙

蒜末四分之一小匙　橄欖油一小匙

洋蔥末二分之一杯　新鮮香菜葉末二大匙

1. 把蕃茄、辣椒、鹽、蒜末和橄欖油放進攪拌器，快速攪拌，讓食材充分混合，但仍成碎塊狀。放入大碗中，加入洋蔥和香菜葉攪拌。
2. 莎莎醬可以熱食也可以冷食（若要搭配上頁的墨西哥蛋餅，只要將半杯的莎莎醬加熱，淋在蛋餅上即可）。

南瓜塔

份量：四份

冬南瓜（日本小南瓜、紅薯南瓜、奶油南瓜）刨粗絲，六杯，不用刻意擠壓塞滿

薑粉二分之一小匙　肉桂粉四分之一小匙

胡荽粉四分之一小匙　小豆蔻粉四分之一小匙

軟化的奶油二分之一條

米製墨西哥餅皮四張（每張約二十公分）

1. 將烤箱預熱至一百七十五度。
2. 把南瓜、薑粉、肉桂粉、胡荽粉和小豆蔻粉放在碗中攪拌均勻。
3. 將一張餅皮放在塗了奶油的二十公分派盤上，鋪上兩杯攪拌均勻的南瓜，上面再蓋一張薄餅，刷一層奶油，再鋪上內餡，把最後一張薄餅蓋在最上面。

4. 在最上面的薄餅上刷一層奶油，蓋上烘焙紙或鋁箔紙。

5. 以一百七十五度烤三十分鐘，接著掀開最上面的烘焙紙或鋁箔紙，再烤三十分鐘，或者烤至表面金黃酥脆。

6. 將南瓜塔切成四份，直接食用，或者再塗上鮮奶油。

以上作法取自提艾拉米格爾永續農業教育基金會的米爾．克瑞古所提供的食譜。（tierramiguelfarm.org）。

地瓜煎餅

份量：大約十六至二十片煎餅

大地瓜一個，刨絲

大馬鈴薯一個（與地瓜差不多大小），刨絲

中型洋蔥一個，切碎

小型紅蘿蔔一條，刨絲

蛋二顆，稍微打散

米粉二小匙

新鮮研磨的黑胡椒（依個人口味酌量添加）

新鮮研磨的肉豆蔻（依個人口味酌量添加）

芝麻油、椰子油或橄欖油四分之一杯

1. 將切好的地瓜、馬鈴薯、洋蔥及紅蘿蔔放進濾鍋，置放滴水一個鐘頭。再移到攪拌碗中，把油以外的食材統統放進去，攪拌均勻。要是太稀就多加一點米粉。
2. 平底鍋裡放油，以中火加熱。將四分之一杯的混合物放進熱鍋裡，煎到底部變金黃色，然後翻面，也煎成金黃色。

3. 煎好的地瓜煎餅可以趁熱吃，也可以在室溫中放涼來吃。

以上作法取自喬・提爾曼（Bessie Jo Tillman, MD）醫師的《喬醫師的自然療法食譜》（*Dr. Jo's Natural Healing Cookbook*）（www.dr-jo-md.com）。

烤甜菜根

份量：四份

中甜菜根四條或大甜菜根二條

鮮奶油二分之一杯

1. 將烤箱預熱至一百九十度。
2. 甜菜根不削皮先刷洗過，然後放在烤盤上（若使用大甜菜根則對半切）。烤四十五分鐘，或烤至軟熟後，自烤箱取出，放涼到可以處理的溫度。
3. 將甜菜根在刨絲器上以較大的洞磨碎（皮不會通過磨泥器的洞）。
4. 將磨碎的甜菜等量分配在四個果凍杯中，加上鮮奶油就可以吃了。

*變化吃法：亦可以液態鮮奶油淋在甜菜上食用。

以上作法取自《遠離白色念珠菌食譜》，派特．克隆尼與普萊斯波廷格營養基金會合著（www.ppnf.org）。

佐伊拉的蕃薯小米馬芬蛋糕

份量：六個馬芬蛋糕

蕃薯泥一杯　　淡橄欖油或紅花油二分之一杯

小米粉一杯　　肉桂一小匙

海鹽八分之一小匙　　小蘇打少許

1. 烤箱預熱至一百七十五度。
2. 將蕃薯和油放進攪拌碗中，充分攪拌。
3. 取另一個大碗放入小米粉、肉桂、鹽和小蘇打，加入蕃薯泥，攪拌均勻。如果覺得太濃稠，可以加點無糖米漿，一次加一小匙，直到調出適當的濃稠度為止。
4. 在標準的六杯瑪芬蛋糕盤底抹點油，將薯泥舀進烤盤，烤五十至六十分鐘，或將牙籤插入瑪芬蛋糕中，拔出時牙籤是乾淨的就可以了。

5. 讓蛋糕冷卻十分鐘，再從模型中取出。趁熱吃或放涼吃都可以。

以上作法取自紐約天然美食學院（Natural Gourmet Institute, www.naturalgourmetschool.com）畢業生娜塔莎・札林所提供的食譜。

香濃角豆酪梨慕絲

份量：兩份

熟酪梨一顆，削皮去核　　角豆粉六小匙
液態鮮奶油二大匙　　香草精二分之一小匙

1. 用食物處理機將所有食材以高速打勻。如果希望稀一點，可加入液態鮮奶油，一次一小匙，直到調出理想的濃稠度。
2. 將慕絲舀進兩個果凍杯即可食用。

以上作法取自提艾拉米格爾永續農業教育基金會的米爾．克瑞古所提供的食譜。（tierramiguelfarm.org）。

紅蘿蔔泡芙

份量：四份

紅蘿蔔丁二杯
奶油二小匙
洋蔥末一杯
蛋一顆，蛋白與蛋黃分開
鹽四分之一匙
丁香粉些許
檸檬對切成四塊

1. 烤箱預熱至一百七十五度。取十二兩的土司模，底部塗上奶油備用。
2. 將紅蘿蔔蒸二十分鐘，或蒸到鬆軟。
3. 用平底鍋以中低火將奶油融化，加入洋蔥，拌炒約五分鐘或炒到洋蔥變軟。
4. 將紅蘿蔔和洋蔥放入攪拌器打成泥。這個步驟也可以用擠壓器來做。
5. 將紅蘿蔔洋蔥泥放入碗中，加入蛋黃、鹽和丁香粉打勻。用另一個碗裝蛋白，以電動攪拌器打到蛋白可形成小尖角，再將蛋白加入紅蘿蔔洋蔥泥中。

6. 將混合物倒進備用的土司模中，烤二十至二十五分鐘，或直到牙籤插入再取出不會沾黏為止。

7. 舀出適量的熱「泡芙」，附上檸檬角，視個人喜好擠汁增加風味即可食用。

以上作法取自《遠離白色念珠菌食譜》，派特．克隆尼與普萊斯波廷格營養基金會合著（www.ppnf.org）。

甜菜根點心

份量：四份

中型甜菜根五顆　中型紅蘿蔔三條，切塊
液態鮮奶油四分之一杯　香草二分之一小匙
鹽四分之一小匙

1. 將甜菜根和紅蘿蔔放在大鍋裡加水蓋過，用大火煮滾，然後轉成小火，加蓋再悶煮二十五至三十分鐘，或煮到甜菜根變軟。
2. 打開蓋子，繼續小火慢燉，偶爾攪拌幾下，再煮二十至三十分鐘，直到湯汁剩下一點點。取出甜菜根（保留一點湯汁），放置一旁冷卻。等甜菜根冷卻至可以處理的程度時，將皮去除。
3. 將甜菜根和紅蘿蔔放進食物處理機，加上奶油、香草、鹽和約兩小匙的湯汁。快速攪拌，直到混合均勻。

4. 舀進碗中即可食用。

以上作法取自《遠離白色念珠菌食譜》，派特・克隆尼與普萊斯波廷格營養基金會合著（www.ppnf.org）。

椰香米布丁

份量：六至八份

煮熟的米飯二杯

十四盎司（四百毫升）的椰奶一罐

香草精二分之一小匙

磨碎的肉桂、肉豆蔻、胡荽、豆蔻或小豆蔻四分之一小匙

1. 所有食材放入鍋中以中火煮滾，然後改以小火熬煮，不時均勻攪拌，煮大約三十分鐘或煮到混合物變得濃稠，飯也變得軟爛為止。要是水分都收乾了，但飯還是太硬，就再加一點水，每次加半杯，繼續煮到飯變得軟爛為止。
2. 關火，稍微放涼，然後換成大碗，或用小碗分裝。可以趁熱吃，或冰過再吃。

以上作法取自提艾拉米格爾永續農業教育基金會的米爾．克瑞古所提供的食譜。（tierramiguelfarm.org）。

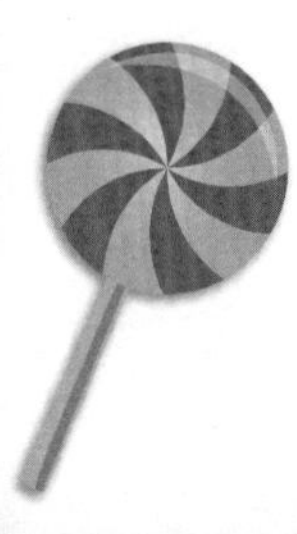

椰奶冰淇淋

份量：三份（半杯）

十四盎司（四百毫升）的椰奶　八盎司（二百三十五毫升）的液態鮮奶油

四盎司（六十毫升）椰子油（隨意，增添椰香用）

香草精一大匙　無糖椰肉一至二大匙（隨意）

1. 將所有材料放入容器，加蓋，放進冷凍庫（也可以用三、四個較小的容器分裝）。每隔一、兩個鐘頭攪拌一次，直到完全冷凍為止。
2. 食用前先將冰淇淋移到冷藏室放一、兩個鐘頭，讓它稍微軟化。

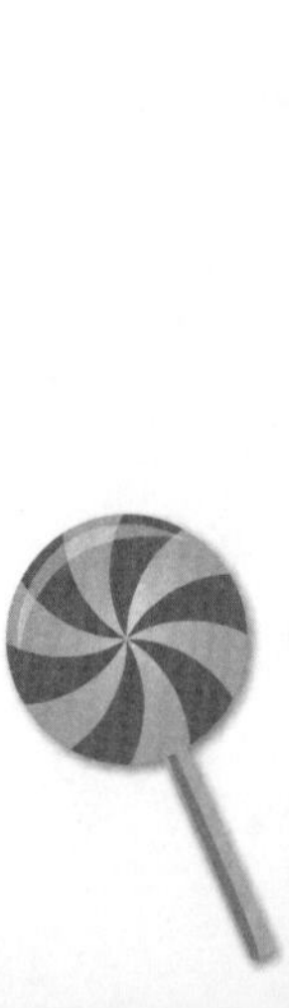

派皮

份量：九吋派皮

大麥粉三分之一杯　米粉三分之一杯

藜麥粉三分之一杯　融化的奶油二分之一杯

1. 將三種粉放進中型碗中，加入奶油，用叉子攪拌，直到變成濕潤（水分不要太多）、易碎的麵團（如果覺得太乾，就一次加幾滴水）。將麵團捏成球狀。
2. 將麵團放進兩張蠟紙中間，捍成十吋（約二十五公分）的圓形。將麵皮放進九吋的派盤中，輕壓外圍的麵皮，讓麵皮貼緊烤盤內側，將多餘的麵皮修掉，然後沿著烤盤壓出派皮的波紋。此時派皮中間就可以加餡了。
3. 如果你想先把派皮烤好，之後再放入不需要烤的內餡，只要用叉子刺破麵團底部（以免麵團膨脹形成氣泡）以二百三十度烤十分鐘，或烤到派皮變成金黃色為止。冷卻後再加入不需要烤的內餡即可。

結論

每個人都有一些特別愛吃的東西或癮頭，人生也總會有不如意的時候。然而我們必須為自己放入口中的東西負責，就像必須為自己的言語、感覺、想法負責一樣。這些因素對於維持身體的體內平衡都很重要。別忘了，在煩惱、生氣、沮喪時坐下來吃飯，就好像讓自己吃一塊不怎麼好吃的巧克力蛋糕一樣。當你破壞了身體的化學作用（不管是用負面的情緒或食物），就無法完全得到食物的營養，就算吃的食物再健康也一樣。

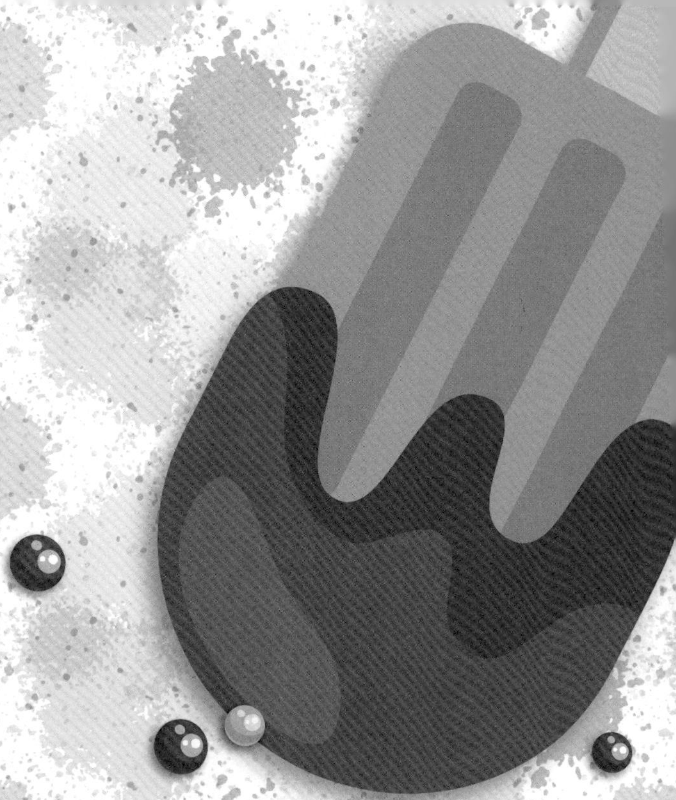

結語

一個沒有糖的甜美結局

有句話說，人因為缺乏知識而挨餓。其實，人不是挨餓，而是因為缺乏知識而生病、變肥。希望那不是你跟糖之間的關係，畢竟你現在已經看完這本書了。我相信很多人看到我跟糖癮對抗的往事，都心有戚戚焉。我希望你能瞭解，如果我可以戒掉這個癮頭，你也可以。

這本書看到這裡，你已經聽到我對糖和果糖的指控，也已經聽我談到礦物質之間的關係——尤其是磷鈣比——會受到糖、油炸食物、壓力及過敏原的干擾。你也看到我在某一章提到，果糖在某些方面比餐用砂糖還恐怖，特別是因為果糖會提高三酸甘油脂的濃度，而三酸甘油脂又跟糖尿病、心臟病和癌症脫不了關係。

或許有些人原本並未注意到每個人平均吃下的糖量有多驚人，因為糖有太多形式，有些甚至隱藏於無形，一不小心就會忽略。這本書應該已經挑起了你的注意，讓你瞭解自己到底吃下多少的糖。

對那些原本並不相信糖有這麼糟糕的人，你也看到了糖對身體化學平衡的破壞，造成了多少常見的疾病。希望讓大家看到糖攝取過量的後果後，能喚起大家的注意。

書裡有許多戒除糖癮的工具。在點心、健康的飲食習慣、飲食計畫和食譜方面，我都提供了一些想法，希望你能善用本書提供的新知。

你現在知道了，不要把什麼東西放進口裡，跟把什麼東西放進口裡一樣重要，或許更加重要。你先是遵照「飲食計畫（三）」吃了完美的一餐，接著又吃了一塊巧克力蛋糕，就等於前功盡棄，因為巧克力蛋糕會把那一餐所提供的養分一筆勾消。糖和巧克力會破壞體內平衡，讓營養失去該有的作用。

在我們的日常生活中，糖是破壞體內平衡的罪魁禍首。在現代社會中，糖無所不在，廣被接受，又如此美味、容易上癮。我已經告訴你糖會對身體造成什麼危害，也教你許多將糖趕出飲食的辦法。你已經有了該有的資訊，剩下的就看你自己了。

每個人都有愛吃的東西、上癮的習慣和生氣的時候。但是你要為進出自己口中的東西負責。憤怒的話語也會破壞身體的化學作用。請保持體內平衡，並努力維持下去。

你可以到我的網站（www.nancyappleton.com）上進一步瞭解糖的資訊，也可以透過這個網站聯絡我。只要到上述網站點選右側邊欄的「Contact Us &

Ask Nancy」即可。

要健康還是要生病，由你自己決定。

名詞解釋

＊依中文筆劃排列

C－胜肽（C-peptide）——一種做為血液檢驗指標的酵素。

【二劃】

十二指腸潰瘍（duodenal ulcer）——十二指腸（小腸的第一段）與胃相連的的腸壁黏膜有破洞。

【三劃】

子宮內膜（endometrial）——子宮內的一層襯裡組織。

小兒麻痺症（polio）——一種病毒引起腦神經和脊髓神經發炎的疾病。

三酸甘油脂（triglycerides）——動物性油脂及植物性油脂的主要成分，會在血液中跟蛋白質結合，形成高密度及低密度脂蛋白。

【四劃】

牛皮癬（psoriasis）——一種皮膚發炎紅腫、出現灰色或銀白色鱗屑的皮膚病。

牙周病（periodontal disease）——牙齒周圍組織的疾病。

心臟病（heart disease）——影響到心臟的各種狀況，例如冠狀動脈心臟病、心臟病發作以及心臟衰竭等。是美國男性及女性的主要死因。

心律不整（heart arrhythmia）——一種心臟跳動節奏的問題。心律不整是常見的症狀，通常沒什麼大礙，但有時可能會引發致命的狀況。

升糖指數（glycemic index）——一種數字系統，評估食物引發血糖濃度上升的速度。

升糖負荷（glycemic load）——一種評估碳水化合物的攝取量對血糖有多大影響的方法。升糖負荷與升糖指數不同之處，在於升糖負荷在判斷某種食物對血糖的影響時，也考慮到食物的份量。

內分泌系統（endocrine system）——一套將激素分泌至血液內的內分泌腺網絡。

毛果芸香鹼（pilocarpine）——一種可以模仿特定化學物質效果的藥，在神經細胞和相對應器官之間扮演信使的角色。

【五劃】

失智症（dementia）——任何心智功能——包括短期及長期記憶、邏輯、語言及個性的衰退。

白內障（cataract）——覆蓋在眼球水晶體上的霧化薄膜，使進入眼球的光線變少。

白蛋白（albumin）——一種水溶性的蛋白質，加熱會凝結，存在於蛋白、血清、牛奶及許多動物及植物組織中。

白色念珠菌（Candida albicans）——一種酵母菌，通常存在於皮膚及黏膜中，也能透過血液流動，影響喉嚨、腸道和心臟瓣膜。

生酮飲食（ketogenic diet）——一種以脂肪、蛋白質為主，加上些許蔬菜的飲食法。進行這種飲食法的人絕對不能吃糖。

代謝症候群（metabolic syndrome）——一種跟一群代謝風險因子有關的疾病，包括肥胖、高血壓、胰島素抗性等等。

正腎上腺素（norepinephrine）——既是激素也是神經傳導物質。以激素來說，它是由腎上腺所分泌，跟腎上腺素一起在身體遇到壓力時提供身體能量。這就是所謂的「打或逃反應」。而身為神經傳導物質，它負責將神經衝動從一個神經元傳到下一個神經元。

正子斷層造影掃瞄（positron emission tomography scans, PET Scans）——一種顯影方法，讓醫生看到體內的器官和組織實際運作的狀況。

功能性腸道疾病（functional bowel disease）——一種消化道中段或後段出狀況的腸胃病。

【六 劃】

孕期（gestation duration）——懷孕期間。

多肽（polypeptides）——蛋白質分解時的中間產物。若多肽在分解成氨基酸前即進入血液，就可能有害。

多巴胺（dopamine）——一種存在於大腦中的神經傳導物質（信差），是中央神經系統正常運作所不可或缺的東西。

多發性硬化症（multiple sclerosis, MS）——一種侵襲中央神經系統的疾病，症狀可能很輕微，例如四肢發麻；也可能很嚴重，例如麻痺或失明。這種病的進程、嚴重性以及會出現什麼症狀，是無法預測的。

血漿（plasma）——血液中黃色清澈的液體成分。

血清（serum）——在血液凝結時，將固體與液體的部分分開後，所得出的黃色透明物質。

血清素（serotonin）——一種與睡眠、憂鬱及記憶有關係的神經傳導物質。

血小板黏著（platelet adhesiveness）——形容血小板附著在血小板以外的東西的情況。

自由基（free radical）——一個或一組原子，至少帶有一個單獨不成對的電子，所以很不穩定，具有極高的反應活性。在動物組織中，自由基可能會損害細胞，據信會加速癌症、心血管疾病及老化相關疾病的進程。

回饋系統（reward system）——一種強化行為的心理報酬機制——也就是提供某樣東西時，會讓某個行為的強度增加。

同半胱胺酸（homocysteine）——血漿中會自然生成的氨基酸。據信血液中的同半胱胺酸濃度太高會增加心臟病、中風、阿茲海默症及骨質疏鬆的風險。

全靜脈營養輸注（total parenteral nutrition）——在病人無法以口正常進食時，以靜脈注射供給所需要的所有液體及必要營養素。

【七劃】

尿酸（uric acid）——嘌呤的產物。很多食物中都含有嘌呤，而尿酸是嘌呤代謝後，最後氧化（分解）的產物，由尿液排出體內。

尿毒症（uremia）——由於腎臟無法將體內的廢棄物排除，導致廢棄物累積在血液中的情況。

尿電解質成分（urinary electrolyte composition）——一種檢驗尿中化學物質

（電解質）的尿液檢驗。通常是檢查鈣、氯化物、鉀或鈉的濃度。

抗氧化物（antioxidant）——一種酵素或有機化合物，可以逆轉氧化作用造成的損害。

克隆氏症（Crohn's disease）——消化系統發炎的疾病。會影響到整個消化道從口腔到肛門的所有部分。

低血糖症（hypoglycemia）——血糖過低。

妊娠毒血症（toxemia）——一種嚴重的醫療狀況，通常是懷孕二十週以後的婦女會受影響，又稱為先兆子癇或妊娠高血壓。特徵是血壓突然升高，以及尿液中含有大量蛋白質。

低密度脂蛋白（LDL, low density lipoproteins）——血液中含有大量膽固醇和三酸甘油脂的成分。低密度脂蛋白的濃度高代表罹患心臟病的風險也高。

【八劃】

果糖（fructose）——一種存在於很多食物中的糖。餐用砂糖（蔗糖）及玉米糖精（由葡萄糖和果糖製成）消化後也會產生果糖。

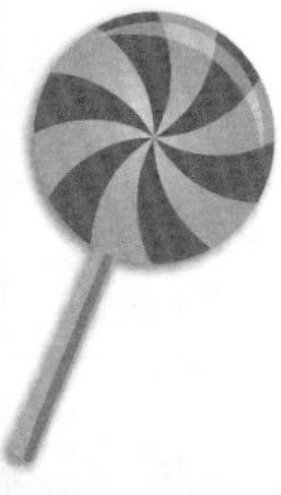

乳酸（lactic acid）——一種化合物，為葡萄糖的副產物。激烈運動後，乳酸會堆積在肌肉，妨礙氧氣的吸收，使肌肉痠痛，引發疲勞。

乳糖（lactose）——存在於牛奶中的糖分。身體會用乳糖酵素將乳糖分解為半乳糖和葡萄糖。

近視（myopia）——一種能視近物、但看遠處的物體會感覺模糊的眼疾。

免疫系統（immune system）——一群細胞與蛋白質，負責保護身體避開可能有害的傳染性微生物，例如細菌、病毒及真菌。免疫系統雖能幫忙控制癌症和其他疾病，但也是過敏反應的元兇，對於器官及組織的移植及其他醫療性的植入行為也可能產生排斥作用。

阿茲海默症（Alzheimer's disease）——導致記憶出現問題的大腦功能異常。

【九劃】

胃癌（gastric cancer）——跟胃有關的癌症。

胃潰瘍（gastric ulcers）——胃壁受到侵蝕的疾病。

肺氣腫（emphysema）——肺失去把氣管撐開的正常彈性。此病的特徵是呼氣能力退步。

厚壁菌（Firmicutes）——研究認為跟肥胖有關的一種細菌，因為通常在肥胖的人體內這種細菌比較多。

食慾素（ghrelin）——一種胃及胰腺製造的激素，會刺激食慾。

苯乙胺（phenylethylamine）——會讓血壓和血糖值升高的一種化學物質，又稱為「愛情藥」，因為它會複製戀愛中的人腦中的化學物質。

神經元（neuron）——一種神經，包圍著細胞以及從細胞伸出的長纖維。

神經管缺損（neural tube defects）——一種重大的天生缺陷，由神經管生長異常所導致。神經管是胚胎的結構，胎兒的腦部和脊椎神經由此形成。

神經傳導物質（neurotransmitter）——在身體各處運作的化學信使。

【十劃】

脂質（lipid）——一種有機物；一種脂肪。

脂蛋白（lipoprotein）——由一個脂質和一個蛋白質組成的生物化學結構，負責將脂質傳送到身體各處去。

氨基酸（amino acids）——蛋白質代謝的終極產物。

致癌的（carcinogenic）——會導致惡性細胞（癌）生長的。

病原學（etiology）——研究病因的科學。

胰島素（insulin）——一種由胰腺分泌的激素，負責控制血糖（血液中的葡萄糖）值。胰島素允許細胞以葡萄糖作為能量。沒有胰島素，細胞就無法利用葡萄糖。

胰島素抗性（insulin resistance）——正常數量的胰島素不足以產生正常胰島素反應的狀況。

高血壓（hypertension）——血壓過高。

高血糖症（hyperglycemia）——血糖過高。

高密度脂蛋白（HDL, high density lipoprotein）——一種存在於血漿中的蛋白質，可將膽固醇和其他脂肪從血液帶到身體各組織去。

高果糖玉米糖漿（high-fructose corn syrup）——一種由玉米糖漿加工，提高果糖比例製成的甜味劑。幾乎所有加工食品和飲料都使用這種甜味劑，包括非酒精飲料、蕃茄醬、優格、餅乾及沙拉醬等。

消化不良（dyspepsia）——一種消化功能障礙，症狀包括不舒服、胃灼熱及噁心想吐等。

麥芽糊精（Maltodextrin）——一種有甜味、容易消化的碳水化合物，通常是用會被迅速消化吸收的玉米澱粉製成，因此升糖指數很高。用來當作食物添加物。

氧化壓力（oxidative stress）——當身體的抗氧化物不足以應付或中和各種自由基時，就會產生氧化壓力，導致細胞突變、組織損壞及免疫系統失衡等重大傷害。

病理變化（pathological changes）——致病的變化。

退化性疾病（degenerative diseases）——組織、器官或身體功能退化所引發的疾病。

骨質疏鬆症（osteoporosis）——骨頭或骨頭組織耗損，讓骨頭變脆或變軟的症狀。

【十一劃】

貧血（anemia）——紅血球中的血紅素在質或量上的不足。

痔瘡（hemorrhoid）——肛門括約肌內或外的靜脈擴張（通常是因為靜脈壓力增加），括約肌內的叫內痔，括約肌外的叫外痔。

黃烷醇（flavanols）——在可可豆中發現的一種抗氧化物，可以增加血液通往大腦的流量。

動脈硬化（atherosclerosis）——動脈發炎導致動脈壁上的斑塊硬化。有時鈣質沈澱也會引起動脈硬化。動脈硬化會讓血管變窄、變厚、變硬、失去彈性，使血流量降低；有可能引發血栓、心臟病及中風。

梅納反應（Maillard reaction）——一種氨基酸和糖之間的變化，通常跟加熱有關。梅納反應是食物非酵素性褐化的狀態。

術後壓力（postoperative stress）——手術後復原期間的不適及／或疼痛。

組織彈性（tissue elasticity）——產生延長（伸展）所需要的張力（壓力）。

黃斑部病變（macular degeneration）——眼睛中央的視力衰退，可能導致失明。

蛋白質分解酶（proteolytic enzymes）——由胰腺分泌的酵素，協助將蛋白質分解成氨基酸。

【十二劃】

發炎（inflammation）——身體部位紅、腫、痛及功能失調的狀況。

發酵（fermentation）——由酵母將糖轉為二氧化碳或酒精的過程。

痛風（gout）——一種跟關節發炎有關的疾病，尤其是手腳關節。痛風也跟血液中的尿酸過多有關。

喉部（Larynx）——又稱喉頭，負責保護氣管及發聲的器官。

喉癌（laryngeal cancer）——喉部（又稱喉頭）的癌。

提早老化（premature aging）——腦部、循環系統、心臟、關節、消化道及免疫系統有可能在生命的任何時期提早老化。造成身體功能衰退的因素很多，包括受傷未完全復原、過敏、毒性化學物質、營養不良、紫外線曝曬過度、壓力超出負荷，以及不活動。

極樂醯胺（anandamide）——大腦在身體疼痛時自然分泌的化合物，也有助於調節情緒、記憶及食慾。

極低密度脂蛋白（VLDL, very low-density lipoprotein）——極低密度脂蛋白是三種主要脂蛋白的其中一種。另外兩種是高密度脂蛋白膽固醇和低密度脂蛋白膽固醇。每種脂蛋白都含有膽固醇、蛋白質及三酸甘油脂，只是比例不一樣。

【十三劃】

過敏（allergy）——過敏是指免疫系統對一些物質產生不恰當或激烈的反應，但大部分人對這些物質並不會有反應。食物、化學物質、灰塵、花粉或其他物質都有可能引起過敏症狀。

過敏原（allergin）——一種抗原物質，會引起立即或延遲的過敏反應。

微血管（capillary）——連接動脈末端和靜脈起點的微小血管。

葡萄糖（glucose）——一種單糖（簡單醣類），又稱為右旋糖（dextrose），存在於水果、蔬菜、樹汁、蔗糖、蜂蜜、玉米糖漿及糖蜜中。葡萄糖提供了身體細胞所需的大部分能量。

傳染病（infectious diseases）——由於細菌、病毒或其他媒介入侵而引發的疾病。

腸躁症（irritable bowel syndrome, IBS）——一種功能性腸道失調，症狀為輕微至嚴重的腹痛、脹氣、不適及排便異常。有些人會腹瀉，也有些人會便秘，甚至兩者同時出現的都有。有時排便後症狀就會舒緩了。

新陳代謝（metabolism）——發生在生物體或細胞內、維持生命所必須的化學進程。

【十四劃】

酵素（enzyme），或稱「酶」——一種扮演催化劑、加速特定化學反應的蛋白質，但在進行化學反應時本身不會產生變化。消化酵素會將複合碳水化合物分解為單糖，將脂肪或脂質分解為脂肪酸，將蛋白質分解為氨基酸。

嘌呤（purine）——一種白色結晶化合物，可衍生出許多化合物，包括尿酸和咖啡因。

蔗糖（sucrose）——從甘蔗或甜菜提煉的糖，又稱餐用砂糖。

雌二醇（estradiol）——身體自然產生的雌激素。

瘦肌素（leptin）——與能量吸收及消耗息息相關的激素。

酸鹼值（pH）——表示溶液酸度及鹼度的量表。

精神分裂症（schizophrenia）——一種嚴重的腦部慢性疾病。患者有時會聽到別人聽不到的聲音，相信別人在傳送自己的想法，或者相信別人要害他。這會導致患者產生退縮或害怕的心理。症狀包括幻聽、幻覺，及喪失社交能力。

【十五劃】

潰瘍（ulcers）——消化道內壁疼痛發炎的狀況。

潰瘍性結腸炎（ulcerative colitis）——在直腸及結腸壁中引起發炎疼痛（亦即潰瘍）的疾病。

醋酸鹽（acetate）——由醋酸與鹽基或陽根結合所得到的鹽。

暴食症（bulimia）——主要影響年輕女性的飲食失調。暴食症的特色是經常大吃大喝，然後催吐，以避免變胖。

膠原蛋白（collagen）——一種存在於皮膚、骨骼、軟骨、肌腱及牙齒中的蛋白質，讓細胞間的結締組織發揮功能。

【十六劃】

激素（hormone）——一種由細胞釋放的化學物質，會影響身體器官或組織的功能。

糖化（glycation）——糖和蛋白質在體內以非酵素方式結合的狀況，會破壞身體的化學平衡。

糖醇（sugar alcohols）——主要由糖和澱粉製造出來的碳水化合物。

糖尿病（diabetes）——由於胰島素的分泌或活動缺失而引起血糖過高的疾病。

糖蛋白（glycoprotein）——由蛋白質與碳水化合物結合的一種複合蛋白質。

糖尿病前期（pre-diabetes）——血糖高於正常值，但還未達到第二型糖尿病的狀況。

糖化最終產物（AGEs）——糖和蛋白質以非酵素的方式在體內結合，產生糖化蛋白或糖化最終產物，亦稱糖毒（glycotoxins）。

闌尾炎（appendicitis）——盲腸（闌尾）發炎。

蕁麻疹（hives）——皮膚上紅腫、發癢的小疹子，通常是過敏引起的。

靜脈曲張（varicose veins）——靜脈擴張腫脹。

【十七劃】

癌（carcinoma）——惡性腫瘤的一種形式；會侵襲周圍的組織及器官、並擴散至身體其他地方的病症。

癌（cancer）——一種身體細胞生長失控的疾病。通常細胞的生長、分裂和死亡都有一定的規律。癌細胞的形成，是因為ＤＮＡ受到損傷。ＤＮＡ受傷時，細胞通常會自己修復或者死亡，但癌細胞不會，使細胞原本正常生長、分裂和死亡的規律變成異常。

膽石（gallstone）——膽囊或膽管中形成的固狀物。膽石通常是由膽固醇、鈣鹽和膽色素組成的。治療膽石有好幾種選擇，包括手術、服藥或可自行進行的「肝膽排石法」。

膽道（biliary tract）——將肝臟分泌的膽汁送到小腸的通道。

濕疹（eczema）——一種發炎性的皮膚病，特徵是皮膚起小水泡、發紅、發疹、結痂，增厚、脫屑、發癢。

擬桿菌（Bacteroidetes）——研究顯示肥胖的人體內比較少的一種細菌。至於是因為擬桿菌可以防止肥胖，或者只是單純存在於非肥胖的人體內，這一點仍屬未知。

【十八劃】

磷酸酶（phosphatase）——一種存在於身體組織和體液中的酵素，會將有機化合物中的磷酸酯水解，釋放磷酸鹽離子。

【十九劃】

礦物質（minerals）——取自食物，是人體運作不可或缺的元素。

類風濕性關節炎（rheumatoid arthritis）——關節炎的一種，會導致關節疼痛與痠痛。

【二十三劃】

體內平衡（homeostasis）——所有身體功能和系統平衡的狀態。體內平衡狀態受損時，就很容易生病。

【二十四劃】

癲癇發作（seizure）——突然的抽搐或痙攣；是癲癇患者常見的狀況。

相關資源

＊依中文筆劃排列

學會與機構

【四劃】

公眾利益科學中心 Center for Science in the Public Interest

地址：1875 Connecticut Avenue, NW, Suite 300, Washington, DC 20009

電話：(202) 332-9110

網址：www.cspinet.org/index.html

從一九七一年起，公眾利益科學中心就是營養與健康、食品安全、酒精政策，以及健全科學等的強力擁護者。公眾利益科學中心在一九七〇年代初期，消費者意識及環保意識抬頭之際，以組織的力量在營養、食品安全、健康及其他議題上為美國民眾出聲。長久以來努力教育大眾、支持政府在健康及環境議題上制定與科學證據一致的政策，並制衡產業對公眾意見及政策的強大影響力。

【五劃】

比納公司 Beech-Nut

電話：1-800-BEECH-NUT (233-2468)

網址：www.beechnut.comindex.asp

比納公司生產天然美味的嬰兒食品已經超過七十五年了。他們有自己的試驗廚房，負責試吃自家生產的食物，確保產品的健康與美味。他們用的都是高級、天然的成分，還加上維生素與礦物質，所以你選擇比納的產品會是較好的選擇。

【七劃】

低血糖支援基金會 The Hypoglycemia Support Foundation, Inc.

地址：P.O. Box 451778, Sunrise, FL 33345

網址：www.hypoglycemia.org/default.asp

低血糖支援基金會致力提供資訊、支援與鼓勵低血糖症患者及大眾瞭解這個經常被誤解與誤診的疾病。該基金會讓大家知道不良的飲食習慣和嚴重的營養不足會如何影響一個人的身心健康。

【九劃】

美國農業部 U.S. Department of Agriculture

農業研究中心 Agricultural Research Service

地址：Jamie L. Whitten Building, 1400 Independence Avenue, SW, Washington, DC 20250

電話：(301) 504-6078

網址：www.ars.usda.gov/main/main.htm

有關添加糖的資訊網站：www.ars.usda.gov/Services/docs.htm?docid=12107

農業研究中心是美國農業部的主要科學研究單位，它的任務是為影響美國人日常生活的農業問題找到解決方案，不管是在田地裡或是在餐桌上。

美國營養學會 American Society for Nutrition

《美國臨床營養學期刊》American Journal of Clinical Nutrition

地址：9650 Rockville Pike, Bethesda, MD 20814

電話：(301) 634-7050

網址：www.nutrition.org

《美國臨床營養學期刊》網址：www.ajcn.org

美國營養學會是一個非營利組織，致力於號召全球頂尖的研究人員、臨床營養學家以及產業界，為人類及動物的福祉推動自身對營養的知識及應用。學會關注的焦點廣泛，在研究與應用上鑽研最關鍵的細節，在實務應用上則在美國及世界各地宣導實用知識。

美國小兒科學會 American Association of Pediatrics

地址：141 Northwest Point Boulevard, Elk Grove Village, IL 60007

電話：(847) 434-4000

網址：www.aap.org

美國小兒科學會的宗旨是要讓所有嬰兒、兒童、青少年及青年人達到生理、心理及社會各方面的健康與幸福。

美國糖尿病學會 American Diabetes Association

全國服務中心地址：1701 North Beauregard Street, Alexandria, VA 22311

電話：1-800-DIABETES (342-2383)

網址：www.diabetes.org/home.jsp

美國糖尿病學會站在主導的位置，對抗糖尿病的致命後果，也關注那些受糖尿病影響的人。學會資助預防、治療與管理糖尿病的研究；對數百個社區提供服務；提供客觀、可靠的資訊；也替因糖尿病而權益受損的人發聲。

食癮無名會 Food Addicts Anonymous

地址：4623 Forest Hill Boulevard, Suite 109-4, West Palm Beach, FL 33415

電話：(561) 967-3871

網址：www.foodaddictsanonymous.org

食癮無名會是由一群因食癮而致病、但有意願擺脫疾病的男女所組成的互助團體。藉由分享彼此的經驗、力量與希望，讓食癮一天天慢慢復原。

食癮復原無名會 Food Addicts in Recovery Anonymous

地址：40 W. Cummings Park #1700, Woburn, MA 01801

電話：(781) 932-6300

網址：http://foodaddicts.org/index.html

食癮復原無名會是一個國際性的互助團體，會員都是因為飲食習慣而導致生活不便的人。他們有的是無法控制自己的飲食，有的是太愛吃了。食癮復原無名會的治療計畫是依據戒酒無名會的「十二步驟」及「十二傳統」改編而來。他們利用戒酒無名會的原則來擺脫食癮的束縛。參加食癮復原無名會不需要任何費用，也沒有體重門檻。只要想在飲食習慣上得到幫助，都可以入會。

哈佛健康出版社 Harvard Health Publications

電話：(877) 649-9457

網址：https://www.health.harvard.edu

升糖指數資訊的網站：https://www.health.harvard.edu/newsweek/Glycemic_index_and_glycemic_load_for_100_foods.htm

哈佛健康出版社是哈佛醫學院的附屬單位，目標是借助哈佛醫學院八千位醫師與教職員，以及世界知名附屬醫院所匯集的專業知識，帶給全世界民眾最新、最實用、最權威的健康資訊。

約翰霍普金斯大學彭博公共衛生學院 Johns Hopkins Bloomberg School of Public Health

地址：615 N. Wolfe Street, Baltimore, MD 21205

電話：(410) 955-3847

網址：www.jhsph.edu

肥胖相關資訊的網站：www.jhsph.edu/publichealthnews/press_releases/2007/wang_adult_obesity.html

因為教育是發現與應用新知識不可或缺的一環，因此約翰霍普金斯大學彭博公共衛生學院致力於教育出一群專精於各領域的研究科學家與公共衛生專家，透過教育來改善全世界的健康，並預防疾病及各種失能的情況。

【十二劃】

健康的孩子，聰明的孩子 Healthy Kids, Smart Kids

電話：(770) 617-6587

網址：www.healthykidssmartkids.com/index.htm

「健康的孩子，聰明的孩子」是一個由學校與家庭共同推動，且成果豐碩的健康生活型態的計畫。美國有超過九百萬名孩童過重或病態性肥胖，而研究顯示營養與運動可以改善孩童的健康與成績。這個組織的目標是為學校及家庭建立一個持久與可評估的健康方案。

國家心肺血液研究所 National Heart, Lung, and Blood Institute

地址：Building 31, Room 5A52, 31 Center Drive MSC 2486, Bethesda, MD 20892

電話：(301) 592-8573

網址：www.nhlbi.nih.gov/index.htm

身體質量指數的計算資訊網站：www.nhlbisupport.com/bmi

美國國家心肺血液研究所帶領全國研究人員進行心臟、血管、肺、血液等疾病的研究計畫、調度血液資源、研究睡眠障礙。從一九九七年十月起，國家心肺血液研究所也負責國家健康研究院婦女健康促進會（NIH Woman's Health Initiative）的運作。

國家心理衛生研究院 National Institute of Mental Health

科學寫作、文宣與推廣部 Science Writing, Press, and Dissemination Branch

地址：6001 Executive Boulevard, Room 8184, MSC 9663, Bethesda, MD 20892

電話：(866) 615-6464

網址：www.nimh.nih.gov/index.shtml

國家心理衛生研究院的理想，是創造出一個心理疾病得以預防及治癒的世界。他們希望利用基本研究及臨床研究，改變大家對於心理疾病的瞭解及治療方式，進而為心理疾病的預防、復原及治癒鋪路。

【十九劃】

羅伯特伍德詹森基金會 Robert Wood Johnson Foundation

地址：P.O. Box 2316, Route 1 and College Road East, Princeton, NJ 08543

電話：(877) 843-RWJF (7953)

網址：http://www.rwjf.org

羅伯特伍德詹森基金會的宗旨，是改善全美國人的健康與照護環境，讓美國人過更健康的生活，並得到必要的照顧。

【二十四劃】

癲癇基金會 The Epilepsy Foundation

地址：8301 Professional Place, Landover, MD 20785

電話：(800) 332-1000

網址：www.epilepsyfoundation.org

美國癲癇基金會是全國性的志工機構，全力為美國三百多萬名癲癇患者及其家庭謀福利。基金會努力確保癲癇患者可以參與各種活動、改善社會大眾對於癲癇的觀感、接納度與評價，並推動醫治方法的研究。

其他網站

下列網站上都有升糖指數和升糖負荷的資訊。

【四劃】

升糖指數之家 Home of the Glycemic Index (www.glycemicindex.com)

這是雪梨大學分子生物學院人類營養小組存放升糖指數及國際升糖指數資料庫的官方網站，由雪梨大學的升糖指數小組負責更新與維護。這個小組的成員包括研究科學家及營養師，負責升糖指數、健康及營養等領域的工作，研究項目包括飲食和減重、糖尿病、心血管疾病及多囊性卵巢症候群等。

【十五劃】

熱量算算 Calorie Count (http://caloriecount.about.com)

這個網站的目的，是提供熱量相關的指南和支援，讓你擁有健康的生活型態——這會是你每天都會喜歡過的生活。

熱量計算機 The Calorie Counter (www.thecaloriecounter.com)

利用便利的熱量計算，讓你計算自己每天攝取的總熱量。計算熱量是控制體重的好方法，也很容易實行。如果你每天需要攝取一定的熱量，或者想監控熱量，就很適合使用這種熱量計算法。

【十七劃】

營養資訊站 Nutrition Data (www.nutritiondata.com)

二〇〇三年創立以來，已經成為網路上最具權威與實用性的營養分析資訊來源。二〇〇六年七月，被致力於達到卓越出版的美商康泰納仕（Condé Nast）出版集團旗下一家數位出版公司時尚網（CondéNet）收購。其永續目標是提供最正確也最廣泛的營養分析資料，並讓所有人都容易取得與瞭解。

建議書單

這些書裡充滿重要的資訊，可以增進你對糖的瞭解，對那些將糖從飲食中趕出去後、需要更進一步幫助的人也很實用。這些書都可以在亞馬遜網路書店上買到（網址：www.amazon.com）。

1. 《腦部過敏》，費帕著（*Brain Allergies*, by Dr. William Philpott）
2. 《低血糖症的日常生活準則》，羅嘉里歐著（*The Do's and Don'ts of Hypoglycemia: An Everyday Guide to Low Blood Sugar,* by Roberta Ruggerio）
3. 《身體的智慧》，醫學博士坎農著（*The Wisdom of the Body*, by Walter B. Cannon, MD, PhD）

附 註

第一章

1. U.S. Department of Agriculture. “Food Availability: Custom Queries.” www.ers.usda.gov/Data/FoodConsumption/FoodAvailQueriable.aspx.

第二章

此章所列之引用文獻編號即中文所列之條目編號；部份條目引用的文獻不只一篇。

1. Sanchez, A., et al. “Role of Sugars in Human Neutrophilic Phagocytosis.” *Am J Clin Nutr*. Nov 1973; 261: 1180-1184.
2. Bernstein, J., et al. “Depression of Lymphocyte Transformation Following Oral Glucose Ingestion.” *Am J Clin Nutr*. 1997; 30: 613.
3. Schauss, A. *Diet, Crime and Delinquency.* (Berkley, CA: Parker House, 1981).
4. Bayol, S.A. “Evidence that a Maternal ‘Junk Food’ Diet during

Pregnancy and Lactation Can Reduce Muscle Force in Offspring." *Eur J Nutr*. Dec 19, 2008.

5. Rajeshwari, R., et al. "Secular Trends in Children's Sweetened-beverage Consumption (1973 to 1994): The Bogalusa Heart Study." *J Am Diet Assoc*. Feb 2005; 105(2): 208-214.
6. Behall, K. "Influence of Estrogen Content of Oral Contraceptives and Consumption of Sucrose on Blood Parameters." *Disease Abstracts International*. 1982; 431-437. POPLINE Document Number: 013114.
7. Mohanty, P., et al. "Glucose Challenge Stimulates Reactive Oxygen Species (ROS) Generation by Leucocytes." *J Clin Endocrin Metab*. Aug 2000; 85(8): 2970-2973.

   Couzy, F., et al. "Nutritional Implications of the Interaction Minerals." *Progressive Food & Nutrition Science*. 1933; 17: 65-87.
8. Goldman, J., et al. "Behavioral Effects of Sucrose on Preschool Children." *J Abnorm Child Psy*. 1986; 14(4): 565-577.
9. Scanto, S. and Yudkin, J. "The Effect of Dietary Sucrose on Blood Lipids, Serum Insulin, Platelet Adhesiveness and Body Weight in Human Volunteers." *Postgrad Med J*. 1969; 45: 602-607.
10. Ringsdorf, W., Cheraskin, E., and Ramsay, R. "Sucrose, Neutrophilic Phagocytosis and Resistance to Disease." *Dental Survey*. 1976; 52(12): 46-48.
11. Cerami, A., et al. "Glucose and Aging." *Scientific American*. May 1987: 90.

Lee, A. T. and Cerami, A. "The Role of Glycation in Aging." *Annals N Y Acad Sci*. 663: 63-67.

12. Albrink, M. and Ullrich, I.H. "Interaction of Dietary Sucrose and Fiber on Serum Lipids in Healthy Young Men Fed High Carbohydrate Diets." *Clin Nutr*. 1986; 43: 419-428.
    Pamplona, R., et al. "Mechanisms of Glycation in Atherogenesis." *Medical Hypotheses*. Mar 1993; 40(3): 174-81.
13. Kozlovsky, A., et al. "Effects of Diets High in Simple Sugars on Urinary Chromium Losses." *Metabolism*. Jun 1986; 35: 515-518.
14. Takahashi, E. Tohoku, University School of Medicine. *Wholistic Health Digest*. Oct 1982: 41.
15. Kelsay, J., et al. "Diets High in Glucose or Sucrose and Young Women." *Am J Clin Nutr*. 1974; 27: 926-936.
    Thomas, B. J., et al. "Relation of Habitual Diet to Fasting Plasma Insulin Concentration and the Insulin Response to Oral Glucose." *Hum Nutr Clin Nutr*. 1983; 36C(1): 49-51.
16. Fields, M., et al. "Effect of Copper Deficiency on Metabolism and Mortality in Rats Fed Sucrose or Starch Diets." *Am J Clin Nutr*. 1983; 113: 1335-1345.
17. Lemann, J. "Evidence that Glucose Ingestion Inhibits Net Renal Tubular Reabsorption of Calcium and Magnesium." *Am J Clin Nutr*. 1976; 70: 236-245.
18. Chiu, C. "Association between Dietary Glycemic Index and Age-related Macular Degeneration in Nondiabetic Participants in the Age-Related Eye Disease Study." *Am J Clin Nutr*. Jul

2007; 86: 180-188.

19. "Sugar, White Flour Withdrawal Produces Chemical Response." *The Addiction Letter*. Jul 1992: 4.
20. Dufty, William. *Sugar Blues*. (New York: Warner Books, 1975).
21. Ibid.
22. Jones, T.W., et al. "Enhanced Adrenomedullary Response and Increased Susceptibility to Neuroglygopenia: Mechanisms Underlying the Adverse Effect of Sugar Ingestion in Children." *J Ped*. Feb 1995; 126: 171-177.
23. Ibid.
24. Lee, A. T. and Cerami, A. "The Role of Glycation in Aging." *Annals N Y Acad Sci*. 1992; 663: 63-70.
25. Abrahamson, E. and Peget, A. *Body, Mind and Sugar*. (New York: Avon, 1977).
26. Glinsmann, W., et al. "Evaluation of Health Aspects of Sugar Contained in Carbohydrate Sweeteners." *F.D.A. Report of Sugars Task Force*. 1986: 39.

    Makinen, K.K., et al. "A Descriptive Report of the Effects of a 16-month Xylitol Chewing-Gum Programme Subsequent to a 40-Month Sucrose Gum Programme." *Caries Res*. 1998; 32(2): 107-12.

    Riva Touger-Decker and Cor van Loveren, "Sugars and Dental Caries." *Am J Clin Nutr*. Oct 2003; 78: 881-892.
27. Keen, H., et al. "Nutrient Intake, Adiposity, and Diabetes." Brit Med J. 1989; 1: 655-658.
28. Tragnone, A., et al. "Dietary Habits as Risk Factors for

Inflammatory Bowel Disease." *Eur J Gastroenterol Hepatol.* Jan 1995; 7(1): 47-51.

29. Yudkin, J. S*weet and Dangerous.* (New York: Bantam Books: 1974) 129.
30. Darlington, L., and Ramsey, et al. "Placebo-Controlled, Blind Study of Dietary Manipulation Therapy in Rheumatoid Arthritis," *Lancet.* Feb 1986; 8475(1): 236-238.
31. Schauss, A. *Diet, Crime and Delinquency.* (Berkley, CA: Parker House, 1981).
32. Crook, W. J. *The Yeast Connection.* (TN: Professional Books, 1984).
33. Heaton, K. "The Sweet Road to Gallstones." *Brit Med J.* Apr 14, 1984; 288: 1103-1104.
    Misciagna, G., et al. "Insulin and Gallstones." *Am J Clin Nutr.* 1999; 69: 120-126.
34. Yudkin, J. "Sugar Consumption and Myocardial Infarction." *Lancet.* Feb 6, 1971; 1(7693): 296-297.
    Chess, D.J., et al. "Deleterious Effects of Sugar and Protective Effects of Starch on Cardiac Remodeling, Contractile Dysfunction, and Mortality in Response to Pressure Overload." *Am J Physiol Heart Circ Physiol.* Sep 2007; 293(3): H1853-H1860.
35. Cleave, *T. The Saccharine Disease.* (New Canaan, CT: Keats Publishing, 1974).
36. Ibid.
37. Cleave, T. and Campbell, G. *Diabetes, Coronary Thrombosis*

and the Saccharine Disease. (Bristol, England: John Wright and Sons, 1960).

38. Glinsmann, W., et al. "Evaluation of Health Aspects of Sugar Contained in Carbohydrate Sweeteners." *F.D.A. Report of Sugars Task Force.* 1986; 39: 36-38.
39. Tjäderhane, L. and Larmas, M. "A High Sucrose Diet Decreases the Mechanical Strength of Bones in Growing Rats." *J Nutr.* 1998; 128: 1807-1810.
40. Wilson, R.F. and Ashley, F.P. "The Effects of Experimental Variations in Dietary Sugar Intake and Oral Hygiene on the Biochemical Composition and pH of Free Smooth-surface and Approximal Plaque." *J Dent Res.* Jun 1988; 67(6): 949-953.
41. Beck-Nielsen, H., et al. "Effects of Diet on the Cellular Insulin Binding and the Insulin Sensitivity in Young Healthy Subjects." *Diabetes.* 1978; 15: 289-296.
42. Mohanty, P., et al. "Glucose Challenge Stimulates Reactive Oxygen Species (ROS) Generation by Leucocytes." *J Clin Endocrin Metab.* Aug 2000; 85(8): 2970-2973.
43. Gardner, L. and Reiser, S. "Effects of Dietary Carbohydrate on Fasting Levels of Human Growth Hormone and Cortisol." *Proc Soc Exp Biol Med.* 1982; 169: 36-40.
44. Ma, Y., et al. "Association Between Carbohydrate Intake and Serum Lipids." *J Am Coll Nutr.* Apr 2006; 25(2): 155-163.
45. Furth, A. and Harding, J. "Why Sugar Is Bad For You." *New Scientist.* Sep 23, 1989; 44.
46. Lee, A.T. and Cerami, A. "Role of Glycation in Aging." *Annals*

N Y Acad Sci. Nov 21, 1992; 663: 63-70.

47. Appleton, N. *Lick the Sugar Habit.* (New York: Avery Penguin Putnam, 1988).
48. Henriksen, H. B. and Kolset, S.O. *Tidsskr Nor Laegeforen.* Sep 6, 2007; 127(17): 2259-62.
49. Cleave, T. *The Saccharine Disease.* (New Canaan, CT: Keats Publishing, 1974).
50. Ibid., at 132.
51. Vaccaro, O., et al. "Relationship of Postload Plasma Glucose to Mortality with 19 Year Follow-up." *Diabetes Care.* Oct 15, 1992; 10: 328-334.
    Tominaga, M., et al, "Impaired Glucose Tolerance Is a Risk Factor for Cardiovascular Disease, but Not Fasting Glucose." *Diabetes Care.* 1999; 2(6): 920-924.
52. Lee, A. T. and Cerami, A. "Modifications of Proteins and Nucleic Acids by Reducing Sugars: Possible Role in Aging." *Handbook of the Biology of Aging.* (New York: Academic Press, 1990).
53. Monnier, V. M. "Nonenzymatic Glycosylation, the Maillard Reaction and the Aging Process." *J Ger.* 1990; 45(4): 105-110.
54. Dyer, D. G., et al. "Accumulation of Maillard Reaction Products in Skin Collagen in Diabetes and Aging." *J Clin Invest.* 1993; 93(6): 421-422.
55. Veromann, S., et al. "Dietary Sugar and Salt Represent Real Risk Factors for Cataract Development." *Ophthalmologica.* Jul-Aug 2003; 217(4): 302-307.

56. Monnier, V. M. "Nonenzymatic Glycosylation, the Maillard Reaction and the Aging Process." *J Ger.* 1990; 45(4): 105-110.
57. Schmidt, A.M., et al. "Activation of Receptor for Advanced Glycation End Products: a Mechanism for Chronic Vascular Dysfunction in Diabetic Vasculopathy and Atherosclerosis." *Circ Res.* Mar 1999; 1984(5): 489-97.
58. Lewis, G. F. and Steiner, G. "Acute Effects of Insulin in the Control of VLDL Production in Humans. Implications for The Insulin-resistant State." *Diabetes Care.* Apr 1996; 19(4): 390-393.

    R. Pamplona, M.J., et al. "Mechanisms of Glycation in Atherogenesis." *Medical Hypotheses.* 1990; 40: 174-181.
59. Ceriello, A. "Oxidative Stress and Glycemic Regulation." *Metabolism.* Feb 2000; 49(2 Suppl 1): 27–29.
60. Appleton, Nancy. *Lick the Sugar Habit.* (New York: Avery Penguin Putnam, 1988).
61. Hellenbrand, W., et al. "Diet and Parkinson's Disease. A Possible Role for the Past Intake of Specific Nutrients. Results from a Self-administered Food-frequency Questionnaire in a Case-control Study." *Neurology.* Sep 1996; 47: 644-650.

    Cerami, A., et al. "Glucose and Aging." *Sci Am.* May 1987: 90.
62. Goulart, F. S. "Are You Sugar Smart?" *American Fitness.*

    Mar-Apr 1991: 34-38.
63. Scribner, K.B., et al. "Hepatic Steatosis and Increased Adiposity in Mice Consuming Rapidly vs. Slowly Absorbed Carbohydrate." *Obesity.* 2007; 15: 2190-2199.

64. Yudkin, J., Kang, S., and Bruckdorfer, K. "Effects of High Dietary Sugar." *Brit Med J.* Nov 22, 1980; 1396.
65. Goulart, F. S. "Are You Sugar Smart?" *American Fitness.* Mar-Apr 1991: 34-38
66. Ibid.
67. Ibid.
68. Ibid.
69. Ibid.
70. Nash, J. "Health Contenders." *Essence.* Jan 1992; 23: 79-81.
71. Grand, E. "Food Allergies and Migraine." *Lancet.* 1979; 1: 955-959.
72. Michaud, D. "Dietary Sugar, Glycemic Load, and Pancreatic Cancer Risk in a Prospective Study." *J Natl Cancer Inst.* Sep 4, 2002; 94(17): 1293-300.
73. Schauss, A. *Diet, Crime and Delinquency.* (Berkley, CA: Parker House, 1981).
74. Peet, M. "International Variations in the Outcome of Schizophrenia and the Prevalence of Depression in Relation to National Dietary Practices: An Ecological Analysis." *Brit J Psy.* 2004; 184: 404-408.
75. Cornee, J., et al. "A Case-control Study of Gastric Cancer and Nutritional Factors in Marseille, France." *Eur J Epid.* 1995; 11: 55-65.
76. Yudkin, J. *Sweet and Dangerous.* (New York: Bantam Books, 1974).
77. Ibid., at 44.

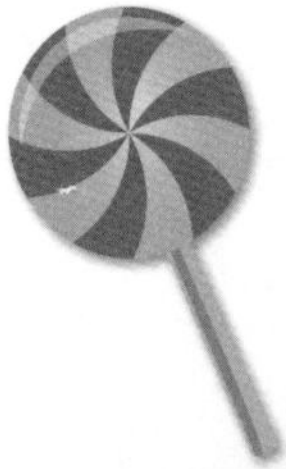

78. Reiser, S., et al. "Effects of Sugars on Indices on Glucose Tolerance in Humans." *Am J Clin Nutr.* 1986: 43; 151-159.
79. Ibid.
Molteni, R., et al. "A High-fat, Refined Sugar Diet Reduces Hippocampal Brainderived Neurotrophic Factor, Neuronal Plasticity, and Learning." *NeuroScience.* 2002; 112(4): 803-814.
80. Monnier, V., "Nonenzymatic Glycosylation, the Maillard Reaction and the Aging Process." *J Ger.* 1990; 45: 105-111.
81. Frey, J. "Is There Sugar in the Alzheimer's Disease?" *Annales De Biologie Clinique.* 2001; 59(3): 253-257.
82. Yudkin, J. "Metabolic Changes Induced by Sugar in Relation to Coronary Heart Disease and Diabetes." *Nutr Health.* 1987; 5(1–2): 5-8.
83. Ibid.
84. Blacklock, N.J., "Sucrose and Idiopathic Renal Stone." *Nutr Health.* 1987; 5(1-2):9-12. Curhan, G., et al. "Beverage Use and Risk for Kidney Stones in Women." *Ann Inter Med.* 1998; 28: 534-340.
85. Ceriello, A. "Oxidative Stress and Glycemic Regulation." *Metabolism.* Feb 2000; 49(2 Suppl 1): 27-29.
86. Moerman, C. J., et al. "Dietary Sugar Intake in the Etiology of Biliary Tract Cancer." *Inter J Epid.* Apr 1993; 2(2): 207-214.
87. Lenders, C. M. "Gestational Age and Infant Size at Birth Are Associated with Dietary Intake among Pregnant Adolescents." *J Nutr.* Jun 1997; 1113-1117.

88. Ibid.
89. Yudkin, J. and Eisa, O. "Dietary Sucrose and Oestradiol Concentration in Young Men." *Ann Nutr Metab.* 1988; 32(2): 53-55.
90. Bostick, R.M., et al. "Sugar, Meat, and Fat Intake and Non-dietary Risk Factors for Colon Cancer Incidence in Iowa Women." *Cancer Causes & Control.* 1994; 5: 38-53.
Kruis, W., et al. "Effects of Diets Low and High in Refined Sugars on Gut Transit, Bile Acid Metabolism and Bacterial Fermentation." *Gut.* 1991; 32: 367-370.
Ludwig, D. S., et al. "High Glycemic Index Foods, Overeating, And Obesity." *Pediatrics.* Mar 1999; 103(3): 26-32.
91. Yudkin, J. and Eisa, O. "Dietary Sucrose and Oestradiol Concentration in Young Men." *Ann Nutr Metab.* 1988; 32(2): 53-55.
92. Lee, A.T. and Cerami, A. "The Role of Glycation in Aging." *Annals N Y Acad Sci.* 1992; 663: 63-70.
93. Moerman, C., et al. "Dietary Sugar Intake in the Etiology of Gallbladder Tract Cancer." *Inter J Epid.* Apr 1993; 22(2): 207-214.
94. Avena, N.M. "Evidence for Sugar Addiction: Behavioral and Nuerochemical Effects of Intermittent, Excessive Sugar Intake." *Neurosci Biobehav Rev.* 2008; 32(1): 20-39.
Colantuoni, C., et al. "Evidence That Intermittent, Excessive Sugar Intake Cause Endogenous Opioid Dependence." *Obesity.* Jun 2002; 10(6): 478-488.

95. Ibid.
96. *The Edell Health Letter.* Sep 1991; 7: 1.
97. Christensen, L., et al. "Impact of A Dietary Change on Emotional Distress." *J Abnorm Psy.* 1985; 94(4): 565-79.
98. Ludwig, D.S., et al. "High Glycemic Index Foods, Overeating and Obesity." *Pediatrics.* Mar 1999; 103(3): 26-32.
99. Girardi, N.L. "Blunted Catecholamine Responses after Glucose Ingestion in Children with Attention Deficit Disorder." *Pediatr Res.* 1995; 38: 539-542.
Berdonces, J.L. "Attention Deficit and Infantile Hyperactivity." *Rev Enferm.* Jan 2001; 4(1): 11-4.
100. Lechin, F., et al. "Effects of an Oral Glucose Load on Plasma Neurotransmitters in Humans." *Neuropsychobiology.* 1992; 26(1–2): 4-11.
101. Arieff, A.I. "IVs of Sugar Water Can Cut Off Oxygen to the Brain." Veterans Administration Medical Center in San Francisco. *San Jose Mercury.* Jun 12/86.
102. De Stefani, E. "Dietary Sugar and Lung Cancer: a Case Control Study in Uruguay." *Nutr Cancer.* 1998; 31(2): 132-7.
103. Sandler, B.P. *Diet Prevents Polio.* (Milwakuee, WI: The Lee Foundation for Nutr Research, 1951).
104. Murphy, P. "The Role of Sugar in Epileptic Seizures." *Townsend Letter for Doctors and Patients.* May 2001.
105. Stern, N. and Tuck, M. "Pathogenesis of Hypertension in Diabetes Mellitus." *Diabetes Mellitus, a Fundamental and Clinical Test. 2nd Edition.* (Philadelphia, PA: Lippincott

Williams & Wilkins, 2000) 943-957.
Citation Preuss, H.G., et al. "Sugar-Induced Blood Pressure Elevations Over the Lifespan of Three Substrains of Wistar Rats." *J Am Coll Nutr.* 1998; 17(1): 36-37.
106. Christansen, D. "Critical Care: Sugar Limit Saves Lives." *Science News.* Jun 30, 2001; 159: 404.
Donnini, D., et al. "Glucose May Induce Cell Death through a Free Radicalmediated Mechanism." *Biochem Biophys Res Commun.* Feb 15, 1996; 219(2): 412-417.
107. Levine, A.S., et al. "Sugars and Fats: The Neurobiology of Preference " *J Nutr.* 2003; 133: 831S-834S.
108. Schoenthaler, S. "The Los Angeles Probation Department Diet-Behavior Program: Am Empirical Analysis of Six Institutional Settings." *Int J Biosocial Res.* 5(2): 88-89.
109. Deneo-Pellegrini H., et al. "Foods, Nutrients and Prostate Cancer: a Casecontrol Study in Uruguay." *Br J Cancer.* May 1999; 80(3-4): 591-7.
110. "Gluconeogenesis in Very Low Birth Weight Infants Receiving Total Parenteral Nutrition." *Diabetes.* Apr 1999; 48(4): 791-800.
111. Lenders, C. M. "Gestational Age and Infant Size at Birth Are Associated with Dietary Intake Among Pregnant Adolescents." *J Nutr.* 1998; 128: 807-1810.
112. Peet, M. "International Variations in the Outcome of Schizophrenia and the Prevalence of Depression in Relation to National Dietary Practices: An Ecological Analysis." *Brit J*

Psy. 2004; 184: 404-408.

113. Fonseca, V., et al. "Effects of a High-fat-sucrose Diet on Enzymes in Homosysteine Metabolism in the Rat." *Metabolism.* 2000; 49: 736-41.
114. Potischman, N., et al. "Increased Risk of Early-stage Breast Cancer Related to Consumption of Sweet Foods Among Women Less than Age 45 in the United States." *Cancer Causes & Control.* Dec 2002; 13(10): 937-46.
115. Negri, E., et al. "Risk Factors for Adenocarcinoma of the Small Intestine." *Int J Cancer.* Jul 1999; 2(2): 171-4.
116. Bosetti, C., et al. "Food Groups and Laryngeal Cancer Risk: A Case-control Study from Italy and Switzerland." *Int J Cancer.* 2002; 100(3): 355-358.
117. Shannon, M. "An Empathetic Look at Overweight." *CCL Family Found.* Nov-Dec 1993; 20(3): 3-5. POPLINE Document Number: 091975.
118. Harry, G. and Preuss, MD, Georgetown University Medical School.
http://www.usa.weekend.com/food/carper_archive/961201carper_eatsmart.html.
119. Beauchamp, G.K., and Moran, M. "Acceptance of Sweet and Salty Tastes in 2-year-old Children." *Appetite.* Dec 1984; 5(4): 291-305.
120. Cleve, T.L. *On the Causation of Varicose Veins.* (Bristol, England: John Wright, 1960).
121. Ket, Yaffe, et al. "Diabetes, Impaired Fasting Glucose and

Development of Cognitive Impairment in Older Women." *Neurology.* 2004; 63: 658-663.

122. Chatenoud, Liliane, et al. "Refined-cereal Intake and Risk of Selected Cancers in Italy." *Am J Clin Nutr.* Dec 1999; 70: 1107-1110.

123. Yoo, Sunmi, et al. "Comparison of Dietary Intakes Associated with Metabolic Syndrome Risk Factors in Young Adults: the Bogalusa Heart Study." *Am J Clin Nutr.* Oct 2004; 80(4): 841-848.

124. Shaw, Gary M., et al. "Neural Tube Defects Associated with Maternal Periconceptional Dietary Intake of Simple Sugars and Glycemic Index." *Am J Clin Nutr.* Nov 2003; 78: 972-978.

125. Powers, L. "Sensitivity: You React to What You Eat." *Los Angeles Times.* Feb 12, 1985.
Cheng, J., et al. "Preliminary Clinical Study on the Correlation Between Allergic Rhinitis and Food Factors." *Lin Chuang Er Bi Yan Hou Ke Za Zhi.* Aug 2002; 16(8): 393-396.

126. Jarnerot, G. "Consumption of Refined Sugar by Patients with Crohn's Disease, Ulcerative colitis, or Irritable Bowel Syndrome." *Scand J Gastroenterol.* Nov 1983; 18(8): 999-1002.

127. Allen, S. "Sugars and Fats: The Neurobiology of Preference." *J Nutr.* 2003; 133: 831S-834S.

128. De Stefani, E., et al. "Sucrose as a Risk Factor for Cancer of the Colon and Rectum: a Case-control Study in Uruguay." *Int J Cancer.* Jan 5, 1998; 75(1): 40-4.

129. Levi, F., et al. "Dietary Factors and the Risk of Endometrial Cancer." *Cancer.* Jun 1, 1993; 71(11): 3575-3581.
130. Mellemgaard, A., et al. "Dietary Risk Factors for Renal Cell Carcinoma in Denmark." *Eur J Cancer.* Apr 1996; 32A(4): 673-82.
131. Rogers, A.E., et al. "Nutritional and Dietary Influences on Liver Tumorigenesis in Mice and Rats." *Arch Toxicol Suppl.* 1987; 10: 231-43. Review.
132. Sørensen, L.B., et al. "Effect of Sucrose on Inflammatory Markers in Overweight Humans" *Am J Clin Nutr.* Aug 2005; 82(2).
133. Smith, R.N., et al. "The Effect of a High-protein, Low Glycemic-load Diet Versus a Conventional, High Glycemicload Diet on Biochemical Parameters Associated with Acne Vulgaris: A Randomized, Investigator-masked, Controlled Trial." *J Am Acad Dermatol.* 2007; 57: 247-256.
134. Selva, D.M., et al. "Monosaccharide-induced Lipogenesis Regulates the Human Hepatic Sex Hormone-binding Globulin Gene." *J Clin Invest.* 2007. doi:10.1172/JCI32249.
135. Krietsch, K., et al. "Prevalence, Presenting Symptoms, and Psychological Characteristics of Individuals Experiencing a Diet-related Mood-disturbance." *Behavior Therapy.* 1988; 19(4): 593-604.
136. Berglund, M., et al. "Comparison of Monounsaturated Fat with Carbohydrates as a Replacement for Saturated Fat in Subjects with a High Metabolic Risk Profile: Studies in the Fasting and

Postprandial States." *Am J Clin Nutr.* Dec 1, 2007; 86(6): 1611-1620.

137. Gao, X., et al. "Intake of Added Sugar and Sugar-Sweetened Drink and Serum Uric Acid Concentration in US Men and Women." *Hypertension.* Aug 1, 2007; 50(2): 306-312.
138. Wu, T., et al. Fructose, Glycemic Load, and Quantity and Quality of Carbohydrate in Relation to Plasma C-peptide Concentrations in US Women." *Am J Clin Nutr.* Oct 2004; (4):1043-1049.
139. Matthias, B. and Schulze, M.B. "Dietary Pattern, Inflammation, and Incidence of Type 2 Diabetes in Women." *Am J Clin Nutr.* Sep 2005; 82: 675-684.
140. Yudkin, J. *Sweet and Dangerous.* (New York: Bantam Books: 1974) 169.

第三章

1. Eck, P. Analytical Research Labs, Inc., 2338.
2. Albrecht, W. "The Albrecht Papers." www.earthmentor.comprinciples_of_balance/doctor_albrecht_papers/.
3. Ashmead, D. *Chelated Mineral Nutrition.* International Institute of Natural Health Sciences, Inc. 1979.
4. Paganelli, R., et al. "Detection of Specific Antigen Within Circulating Immune Complexes: Validation of the Assay and its Application to Food Antigen-Antibody Complexes Formed in

Healthy and Food-Allergic Subjects." *Clin Exp Immunol.* Oct 1981; 46(1): 44-53.

5. Warshaw, A.L., et al. "Protein Uptake by the Intestine: Evidence for Absorption of Intact Macromolecules." Gastroenter. 1974; 66: 987.
6. Philpott, W. *Brain Allergies.* (New Canaan, CT: Keats Publishing, Inc. 1980).
7. Paganelli, R., et al. "The Role of Antigenic Absorption and Circulating Immune Complexes in Food Allergy." *Ann Allergy.* 1986; 57: 330-336.
8. Taylor, B., et al. "Transient IgA Deficiency and Pathogenesis of Infantile Atopy." *Lancet.* 1973; 2: 11.
9. Stevens, W.J., and Bridts, C.H. "IgG-containing and IgE-containing Circulating Immune Complexes in Patients with Asthma and Rhinitis." *J All Clin Immun.* 1979; 63: 297.
10. Hyatum, M., et al. "The Gut-Joint Axis: Cross Reactive Food Antibodies in Rheumatoid Arthritis." *Gut.* Sep 2006; 55(9): 1240-1247.
11. Catteral, W.E., et al. "Placebo-Controlled, Blind Study of Dietary Manipulation Therapy in Rheumatoid Arthritis." *Lancet.* Feb 6, 1986; 236-238.
12. Jones, H.D. "Management of Multiple Sclerosis." *Postgrad Med J.* May 1952; 2: 415-422.
13. Douglas, J.M. "Psoriasis and Diet." *West J Med.* Nov 1980; 133: 450.
14. Brostoff, J., et al. "Production of IgE Complexes by Allergen

Challenge in Atopic Patients and the Effect of Sodium Cromoglycate." *Lancet.* 1979; 1: 1267.

15. Jackson, P.G., et al. "Intestinal Permeability in Patients with Eczema and Food Allergy." *Lancet.* 1981; 1: 1285.
16. Wright, R. and Truelove, S.C. "Circulating Antibodies to Dietary Proteins in Ulcerative Colitis." *Brit Med J.* 1965; 2: 142.
17. Penn, A.H., et al. "Pancreatic Enzymes Generate Cytotoxic Mediators in the Intestine." *Shock.* Mar 2007; 27(3): 296-304.
18. Kijak, E., et al. "Relationship of Blood Sugar Level and Leukocytic Phagocytosis." *J South California Dental Assoc.* Sep 1964; 32: 9.
19. Sanchez, A., et al. "Role of Sugars in Human Neutrophilic Phagocytosis." *Amer J Epidemiol.* 1992; 135(8): 895-903.
20. Selye, H. *The Stress of Life.* (San Francisco: McGraw-Hill, 1978).
21. Editorial. "Depression, Stress and Immunity." *Lancet.* 1987; 1: 1467-1468.

第四章

1. Madden, K.M., et al. "The Oral Glucose Tolerance Test Induces Mycardial Ischemia in Healthy Older Adults." *Clin Invest Med.* 2007; 30(3): E118-E126.
2. Ko, G.T., et al. "The Reproducibility and Usefulness of the Oral Glucose Tolerance Test in Screening for Diabetes and

Other Cardiovascular Risk Factors." *Ann Clin Biochem.* Jan 1998; 35(Pt 1): 62-67.

3. Philpott, W.H. and Kalita, D.K. *Victory Over Diabetes.* (New York: McGraw-Hill, 1991).
4. Fan, L.F. "Study of Causes of Untoward Reactions of the Glucose Tolerance Test." *Zhonghua Hu Li Za Zhi.* Jul 5, 1994; 29(7): 387-390.
5. Geberhiwot, T., et al. "HbA1c Predicts the Likelihood of Having Impaired Glucose Tolerance in High-risk Patients with Normal Fasting Plasma Glucose." *Ann Clin Biochem.* May 2005; 42(Pt 3): 193-195.
6. Peters, H.L., et al. "To Determine Whether a Glycosylated Hemoglobin Level Can Be Used in Place of an Oral Glucose Tolerance Test (OGTT) to Diagnose Diabetes." *JAMA.* Oct 16, 1999; 276(15): 1246-1252.
7. Novak, B.J. "Exhaled Methyl Nitrate as a Noninvasive Marker of Hyperglycemia in Type 1 Diabetes." *Proceed of Nat Acad Science.* Oct 2, 2007; 104(40): 15613–15618.

第五章

1. U.S. Department of Agriculture. "Food Availability: Custom Queries." www.ers.usda.gov/Data/FoodConsumption/FoodAvailQueriable.aspx.
2. Ibid.
3. Ibid.

4. Taras, H.L., et al. "Policy Statement." *Pediatrics.* Jan 2004; 113; 1: 152-154.
5. Ludwig, D.S., et al. "Relation Between Consumption of Sugar-Sweetened Drinks and Childhood Obesity: a Prospective Observational Analysis." *Lancet.* 2001; 57: 505-508.
6. Mattes, R.D. "Dietary Compensation in Humans for Supplemental Energy Provided as Ethanol or Carbohydrates in Fluids." *Physiol Behav.* 1999; 99: 436-441.
7. "Why Soda is Bad for You." www.mercola.com. Viewed Dec 21, 2007.
8. Tordoff, M.G. and Alleva, A.M. "Effect of Drinking Soda Sweetened with Aspartame or High Fructose Corn Syrup on Food Intake and Body Weight." *Am J Clin Nutr.* 1990; 51: 963-969.
9. Peppa, M., et al. "Glucose, Advanced Glycation End Products, and Diabetes Complications: What Is New and What Works." *Clin Diabetes.* 2003; 21: 186-187.
10. USDA. "Food Consumption." http://ers.usda.gov/publications/sb965/sb965f.pdf. Projected upon 1997's consumption. Page 9.
11. Uribarri, J., et al. "Diet-Derived Advanced Glycation End Products Are Major Contributors to the Body's AGE Pool and Induce Inflammation in Healthy Subjects." *Annals N Y Acad Sci.* 2005: 461-466.
12. Tabaton, M., et al. "Is Amyloid Beta-protein Glycated in Alzheimer's Disease?" *Neuroreport.* 1997; 8(4): 907-909.

13. Ishibashi, T., et al. "Advanced Glycation End Products in Agerelated Macular Degeneration." *Arch Ophthalmol.* Dec 1998; 116(12): 1629-1632.
14. Dawczynski, E. "Advanced Glycation End-Products (AGEs) and Cataract-Distribution in Different Types of Cataract." www.dog.org/2001/abstract_german/Dawczynski_e.htm. Viewed Oct 22, 2007.
15. Drinda, S. "Identification of the Advanced Glycation End Products N (epsilon)-carboxymethyllysine in the Synovial Tissue of Patients with Rheumatoid Arthritis." *Ann Rheum Dis.* Jun 2002; 61(6): 488-492.
16. Vlassara, H. Picower Institute for Medical Research in Manhasset, N.Y.; Annual meeting of the American Diabetes Association in San Francisco. Jun 1996.
17. Krajcovicova-Kudlackova, M., et al. "Advanced Glycation End Products and Nutrition." *Physiol Res.* 2002; 51: 313-316.
18. Peppa, M., et al. "Glucose, Advanced Glycation End Products, and Diabetes Complications: What Is New and What Works." *Clin Diabetes.* 2003; 21: 186-187.
19. King, R.H.M. "The Role of Glycation in the Pathogenesis of Diabetic Polyneuropathy." *J Clin Pathol: Mol Pathol.* 2001; 54: 400-408.
20. Bunn, F., and Higgins, P.J. "Reaction of Monosaccharides with Protein: Possible Evolutionary Significance." *Science.* Jul 10, 1981: 213.
21. Nutrient Data Laboratory, Beltsville Human Nutrition Research

Center (BHNRC), Agricultural Research Service (ARS), U.S. Department of Agriculture (USDA). "USDA Database for the Added Sugars Content of Selected Foods." www.nal.usda.gov/fnic/foodcomp/Data/add_sug/addsug01.pdf.

22. USDA Agricultural Research Service. "USDA Database for the Added Sugars Content of Selected Foods, Release 1." www.ars.usda.gov/Services/docs.htm?doc
id=12107.
23. National Diabetes Clearing House. "Total Prevalence of Diabetes in the United States, All Ages, 2005." http://diabetes.niddk.nih.gov/dm/pubs/statistics/index.htm.
24. Hallfrisch, J. "Metabolic Effects of Dietary Fructose." *FASEB J.* Jun 1990; 4: 2652–2660.
25. Bunn, H.F. and Higgins, P.J. "Reaction of Monosaccharides with Proteins; Possible Evolutionary Significance." *Science.* 1981; 213: 2222-2244.
26. Dills, W.L. "Protein Fructosylation: Fructose and the Maillard Reaction." *Am J Clin Nutr.* 1993; 58(suppl): 779S-787S.
27. Hallfrisch, J., et al. "The Effects of Fructose on Blood Lipid Levels." *Am J Clin Nutr.* 1983; 37(3): 740-748.
28. Hollenbeck, C.B. "Dietary Fructose Effects on Lipoprotein Metabolism and Risk for Coronary Artery Disease." *Am J Clin Nutr.* 1993; 58(suppl): 800S-807S.
29. Bantle, J.P. "Effects of Dietary Fructose on Plasma Lipids in Healthy Subjects." *Am J Clin Nutr.* Nov 2000; 72: 1128-1134.
30. Rumessen, J.J. and Gudmand-Hoyer, E. "Functional Bowel

Disease: Malabsorption and Abdominal Distress After Ingestion of Fructose, Sorbitol, and Fructose-Sorbitol Mixtures." *Gastroenterol.* Sep 1988; 95(3): 694-700.

31. Ledochowski, M., et al. "Fructose Malabsorption is Associated with Early Signs of Mental Depression." *Eur J Med Res.* Jun 17, 1998; 3(6): 295-298.
32. Macdonald, J., et al. "Some Effects, in Man, of Varying the Load of Glucose, Sucrose, Fructose, or Sorbitol on Various Metabolites in Blood." *Am J Clin Nutr.* Aug 1978; 31: 1305-1311.
33. Hallfrisch, J., et al. "The Effects of Fructose on Blood Lipid Levels." *Am J Clin Nutr.* 1983; 37(3): 740-748.
34. Bender, A.E. and Damji, K.B. "Some Effects of Dietary Sucrose." *World Review of Nutrition and Dietetics.* 1972; 15: 104-155.
35. Zakim, D. and Herman, R.H. "Fructose Metabolism II." *Am J Clin Nutr.* 1968; 21: 315-319.
36. Hunter, B.T. "Confusing Consumers About Sugar Intake." *Consumer's Research.* Jan 1995; 78(1): 14-17.
37. McDonald, R.B. "Influence of Dietary Sucrose on Biological Aging." *Am J Clin Nutr.* 1995; 62(suppl): 284S-293S.
38. Bergstra, A.E., et al. "Dietary Fructose vs. Glucose Stimulates Nepphrocalcinogensis in Female Rats." *J Nutr.* Jul 1993; 123(7): 1320-1327.
39. Ivaturi, R. and Kies, C. "Mineral Balances in Humans as Affected by Fructose, High Fructose Corn Syrup and Sucrose."

Plant Foods for Human Nutrition. 1992; 42(2): 143-151.

40. Fields, M. "The Severity of Copper Deficiency in Rats is Determined by the Type of Dietary Carbohydrate." *Proceedings of the Society of Experimental Biology and Medicine.* 1984; 175: 530-537.
41. Teff, K.L., et al. "Dietary Fructose Reduces Circulating Insulin and Leptin, Attenuates Postprandial Suppression of Ghrelin, and Increases Triglycerides in Women." *J Clin Endocrin Metab.* Jun 4, 2004; 89(6): 2963-2972.
42. Bayard, V., et al. "Does Flavanol Intake Influence Mortality from Nitric Oxide-Dependent Processes? Ischemic Heart Disease, Stroke, Diabetes Mellitus and Cancer in Panama." *Int J Med Sci.* 2007; 4: 53-58.
43. Gu, L., et al. "Procyanidin and Catechin Contents and Antioxidant Capacity of Cocoa and Chocolate Products." *J Agric Food Chem.* May 31, 2006; 54(11): 4057-4061.
44. The History of Chocolate. "Chocolate Necessities." www.chocolatenecessities.com/history_of_chocolate.php.
45. Gee, J.M., et al. "Effects of Conventional Sucrose-Based, Fructose-Based and Isomalt-Based Chocolates on Postprandial Metabolism in Non-Insulin Dependent Diabetics." *Eur J Clin Nutr.* Nov 1991; 45(11): 561-566.
46. Mars, Incorporated. "CocoaVia Snacks Nutrition Facts." www.cocoavia.com/products/nutrition_facts.aspx.
47. Center for Science in the Public Interest. "Food Additives." http://cspinet.org/reports/chemcuisine.htm.

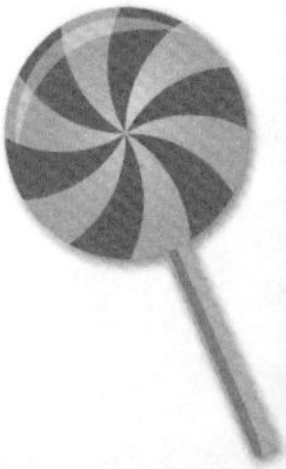

48. Tomaso, E., et al. “Brain Cannabinoids in Chocolate.” *Nature.* 1996; 382: 677-678.
49. Cambria, S., et al. “Hyperexcitability Syndrome in a Newborn Infant of Chocoholic Mother.” *Am J Perinatol.* Oct 2006; 23(7): 421-422.
50. Hodgson, J.M., et al. “Chocolate Consumption and Bone Density in Older Women.” *Am J Clin Nutr.* Jan 2008; 87(1): 175-180.

第六章

1. Flegal, K.M., et al. “Prevalence and Trends in Obesity Among US Adults, 1999-2002.” *JAMA.* 2002; 288: 1723-1727.
2. Shankuan, Z., et al. “Waist Circumference and Obesity-associated Risk Factors among Whites in the Third National Health and Nutrition Examination Survey: Clinical Action Thresholds.” *Am J Clin Nutr.* Oct 2002; 76(4): 743.
3. Tannous, et al. “Variations in Postprandial Ghrelin Status Following Ingestion of High-Carbohydrate, High-Fat and High-Protein Meals in Males.” *Ann Nutr Metab.* Feb 2006; 50(3): 260-269.
4. U.S. Census Bureau. “Statisical Abstract of the United States, 2002, Table 195.” www.census.gov/prod/2003pubs/02statab/health.pdf.
5. Elliot, S., et al. “Fructose, Weight Gain and the Insulin Resistance Syndrome.” *Am J Clin Nutr.* Nov 2002; 76(53):

911-922.
6. "Is Fructose Bad For You?" *Harvard Health Letter.* May 1, 2007.
7. Bingham, S., et al. "Epidemiologic Assessment of Sugars Consumption Using Biomarkers: Comparisons of Obese and Non-obese Individuals." *Cancer Epidemiol Biomarkers Prev.* 2007; 16: 1651-1654.
8. Stephanie, et al. "A Maternal 'Iunk Food' Diet in Pregnancy and Lactation Promotes an Exacerbated Taste for 'Junk Food' and a Greater Propensity for Obesity in Rat Offspring." *Brit J Nutr.* Oct 2007; 98(4): 843-851.
9. Turnbaugh, P.T., et al. "An Obesity-Associated Gut Microbiome with Increased Capacity for Energy Harvest." *Nature.* Feb 2002; 444: 21.
10. Ley, R.E., et al. "Microbial Ecology: Human Gut Microbes Associated with Obesity." *Nature.* Dec 21, 2006; 444: 21-28.
11. Collado, M.C., et al. "Distinct Composition of Gut Microbiota during Pregnancy in Overweight and Normal-weight Women." *Am J Clin Nutr.* Oct 2008; 88(4): 894-899.
12. Center for Disease Control. "Overweight and Obesity." www.jhsph.edu/publichealthnews/press_releases/2007/wang_adult_obesity.html. Viewed Dec 12, 2008.
13. Segal, M.S., et al. "Is the Fructose Index More Relevant with Regards to Cardiovascular Disease than the Glycemic Index?" *Eur J Nutr.* Oct 2007; 46(7): 406-417.
14. Young, L.R. and Nestle, M. "Expanding Portion Sizes in the US

Marketplace: Implications for Nutrition Counseling." *Journal of the American Dietetic Association.* 103(2): 231-234L .

15. Allison, et al. "Annual Deaths Attributable to Obesity in the U.S." *JAMA.* Oct 1999; 282: 1530-1538.
16. Glinsman, W., et al. "Report from FDA's Sugars Task Force, 1986: Evaluation of Health Aspects of Sugars Contained in Carbohydrate Sweeteners." Food and Drug Administration. 1986: 42.
17. Crook, W. "Why Does the Ingestion of Sugar Cause Hyperactivity in Many Children?" *Townsend Letter for Doctors.* Jul 1992: 581-582.
18. School Library Journal Staff. "Kids Less Likely to Graduate High School Than Parents." *School Library J.* Oct 27, 2008.
19. "18 Big Ideas to Fix the Health Care System." *Reader's Digest.* www.rd.com/living-healthy/18-ideas-to-reform-health-care-now/article101364–1.html; www.Healthykidshelathycommunities.org; www.healthykidssmartkids.com.
20. Lien, L. "Consumption of Soft Drinks and Hyperactivity, Mental Distress, and Conduct Problems Among Adolescents in Oslo, Norway." *Am J Public Health.* Oct 2006; 96(101): 1815-1820.
21. Keller, K.B, and Lemberg, L. "Obesity and the Metabolic Syndrome." *Am J Crit Care.* 2003; 12: 167-170.
22. American Heart Association. "Metabolic Syndrome." www.americanheart.org/presenter.jhtml?identifier=4756.

23. Shankuan, Z., et. al. "Waist Circumference and Obesity-associated Risk Factors among Whites in the Third National Health and Nutrition Examination Survey: Clinical Action Thresholds." *Am J Clin Nutr.* Oct 2002; 76(4): 743.
24. Sang, W.O., et al. "Association Between Cigarette Smoking and Metabolic Syndrome." *Diabetes Care.* 2005; 28: 2064-2066.
25. Rett, K. "The Relation between Insulin Resistance and Cardiovascular Complications of the Insulin Resistance Syndrome." *Diabetes Obes Metab.* 1999; 1(Sup.1): S8-S16.
26. Astrup, A. and Finer, N. "Redefining Type-2 Diabetes: 'Diabesity' or 'Obesity Dependent Diabetes Mellitus'?" *Obes Rev.* 2000; 1: 57-59.
27. Mokdad, A.H., et al. "Diabetes Trends in the US: 1990-1998." *Diabetes Care.* 2000; 23: 1278-1283.
28. Pan, X.R., et al. "Prevalence of Diabetes and its Risk Factors in China, 1994, National Diabetes Prevention and Control Cooperative Group." *Diabetes Care.* 1997; 20: 1664-1669.
29. Ramachandran, A., et al. "Rising Prevalence of NIDDM in an Urban Population in India." *Diabetologia.* 1997; 40: 232-237.
30. Centers for Disease Control and Prevention NCIHS, Division of Health Interview Statistics: Census of the Population and Population Estimates. (Hyattsville, MD: Centers for Disease Control and Prevention, 1997).
31. Zimmet, P., et al. "Global and Societal Implications of the Diabetes Epidemic." *Nature.* 2001; 414: 782-787.

32. Freedman, D.S., et al. "Relationship of Childhood Obesity to Coronary Heart Disease Risk Factors in Adulthood: the Bogalusa Heart Study." *Pediatrics.* 2001; 108: 712-718.
33. Yaffe, K., et al. "The Metabolic Syndrome, Inflammation, and Risk of Cognitive Decline." *JAMA.* Nov 10, 2004; 292(18): 2237-2242.
34. Merz, C.N., et al. "Effects of a Randomized Controlled Trial of Transcendental Meditation on Components of the Metabolic Syndrome in Subjects with Coronary Heart Disease." *Arch Intern Med.* 2006; 166(11): 1218-1224.
35. Kromhout, D., et al. "Dietary Saturated and Trans Fatty Acids and Cholesterol and 25-year Mortality From Coronary Heart Disease: the Seven Countries Study." *Prev Med.* 1995; 24: 308-315.
36. Liu, S. and Manson, J.E. "Dietary Carbohydrates, Physical Inactivity, Obesity and the 'Metabolic Syndrome' as Predictors of Coronary Heart Disease." *Curr Opin Lipidol.* 2001; 12: 395-404.
37. Dhingra, R., et al. "Soft drink Consumption and Risk of Developing Cardiometabolic Risk factors and the Metabolic Syndrome in Middle-aged Adults in the Community." *Circulation.* Jul 31, 2007; 116(5): 480-488.
38. Esposito, K., et al. "Effect of a Mediterranean-Style Diet on Endothelial Dysfunction and Markers of Vascular Inflammation in the Metabolic Syndrome: a Randomized Trial." *JAMA.* Sep 22/29, 2004; 292(12): 1440-1446.

39. Esmaillzade, A. "Fruit and Vegetable Intakes, C-reactive protein, and the Metabolic Syndrome." *Am J Clin Nutr.* Dec 2006; 84(6): 1489-1497.
40. Yaffe, K., et al. "Diabetes, Impaired Fasting Glucose and Development of Cognitive Impairment in Older Women." *Neurology.* 2004; 63: 658-663.
41. Whitmer, R.A., et al. "Obesity in Middle Age and Future Risk of Dementia: a 27-Year Longitudinal Population Based Study." *Brit Med J.* Jun 11, 2005; 330(7504): 1360.
42. Okereke, O., et al. "Plasma C Peptide Level and Cognitive Function Among Women Without Diabetes Mellitus." *Arch Intern Med.* Jul 25, 2005; 165(14): 1651-1656.
43. Munshi, M., et al. "Cognitive Dysfunction Is Associated With Poor Diabetes Control in Older Adults." *Diabetes Care.* Aug 1, 2006; 29(8): 1794-1799.
44. American Cancer Society. "What is Cancer?" www.cancer.org/docroot/CRI/content/CRI_2_4_1x_What_Is_Cancer.asp?sitearea=.
45. Warburg, O. "The Chemical Constitution of Respiration Ferment." *Science.* Nov 9, 1928; 68(1767): 437-443.
46. Radiology Info. www.radiologyinfo.org/en/info.cfm?pg=PET&bhcp=1.
47. Children's Hospital of Boston. www.childrenshospital.org/az/Site2154/mainpageS2154P0.html.
48. Michaud, D.S., et al. "Dietary Sugar, Glycemic Load and

Pancreatic Cancer Risk in a Prospective Study." *National Cancer Institute.* Sep 4, 2000; 94(17): 1293-1300.

49. Danhauer, S.C., et al. "A Survey of Cancer Patient Preferences: Which types of Snacks Do They Prefer during Treatment?" *European Journal of Cancer Care.* Jan 2009; 18(1): 37-42.
50. Michels, K.B., et al. "Type-2 Diabetes and Subsequent Incidence of Breast Cancer in the Nurse's Health Study." *Diabetes Care.* Jun 2003; 26(6): 1752-1758.
51. De Stefani, E., et al. "Dietary Sugar and Lung Cancer: a Case-Control Study in Uruguay." *Nutr Cancer.* 1998; 31(2): 132-137.
52. De Stefani, E., et al. "Sucrose as a Risk Factor for Cancer of the Colon and Rectum: a Case-Control Study in Uruguay." *Int J Cancer.* Jan 5, 1998; 75(1): 40-44.
53. Santisteban, G.A., et al. "Glycemic Modulation of Tumor Tolerance in a Mouse Model of Breast Cancer." *Biochem Biophys Res Commun.* Nov 15, 1995; 132(3): 1174-1179.
54. McClintock, M.K., et al. "Cancer risks associated with Life Events and Conflict Solution." *J Gerontol B Psychol Sci Soc Sci.* Mar 2005; 60(Spec No 1): 32-41.
55. Galic, M.A. and Persinger, M.A. "Sucrose Ingestion Decreases Seizure Onset Time in Female Rats Treated with Lithium and Pilocarpine." *Epilepsy & Behavior.* Jun 2005; 6(4): 552-555.
56. The Epilepsy Foundation. "The Ketogenic Diet." www.epilepsyfoundation.org/about/treatment/ketogenicdiet/ketoteam.cfm.

第七章

1. Catlin, et al. "National Health Spending in 2005." *Health Affairs.* 2006; 26(1): 142-153.
2. Borger, C., et al. "Health Spending Projections Through 2015: Changes on the Horizon." *Health Affairs Web Exclusive.* W61.
3. The National Coalition on Health Care. "Health Insurance Costs." www.nchc.org/facts/cost.shtml.
4. Pear, R. "U.S. Health Care Spending Reaches All-Time High: 15% of GDP." *The New York Times.* Jan 9, 2004: 3.
5. U.S. Census Bureau, International Database. Shown on Website: Infoplease.*www.infoplease.com/pa/A0934746.html.
6. U.S. Census Bureau, International Database. Shown on Website: Infoplease.*www.infoplease.com/pa/A0934744.html.
7. World Health Organization. Shown on Website: Infoplease.* www.infoplease.com/world/statistics/obesity.html.
8. Edwaurd, C. "Why Congress Should Appeal the Sugar Subsidy." The Cato Institute. www.cato.org/pub_display.php?pub_id=8381.

國家圖書館出版品預行編目資料

糖的恐怖真相／南西・艾波頓（Nancy Appleton）、G. N. 賈可伯斯（G. N. Jacobs）著；鄭淑芬譯. -- 一版. -- 臺北市：八正文化, 2016.07
面；　　公分
譯自：Suicide by sugar

ISBN 978-986-93001-1-7（平裝）

1. 碳水化合物代謝疾病　2. 營養性疾病病理
3. 糖　4. 過敏性疾病

415.592　　105009927

糖的恐怖真相

定價：380

作　　者　Nancy Appleton、GN. Jacobs
譯　　者　鄭淑芬
封面設計　陳栩椿
版　　次　2016 年 7 月一版一刷
發 行 人　陳昭川
出 版 社　八正文化有限公司
108 台北市萬大路 27 號 2 樓
TEL/ (02) 2336-1496
FAX/ (02) 2336-1493
登 記 證　北市商一字第 09500756 號
總 經 銷　創智文化有限公司
23674 新北市土城區忠承路 89 號 6 樓
TEL/ (02) 2268-3489
FAX/ (02) 2269-6560

歡迎進入～
八正文化　網站：**http://www.oct-a.com.tw**
八正文化站落格：**http://octa1113.pixnet.net/blog**

本書原書名為《甜死你》；